国家卫生健康委员会"十四五"规划教材
全国中医药高职高专教育教材

U0591963

供护理、助产专业用

护理学导论

第4版

主　编　曾晓英　王连艳
副主编　唐布敏　许家萍　杨　娟

编　者　（按姓氏笔画排序）

王连艳（四川中医药高等专科学校）
朱春风（山东中医药高等专科学校）
刘　亿（江西中医药高等专科学校）
许家萍（保山中医药高等专科学校）
孙　敏（安徽中医药高等专科学校）
杨　娟（湖南中医药高等专科学校）
唐布敏（遵义医药高等专科学校）
曾晓英（江西中医药高等专科学校）

人民卫生出版社
·北京·

图书在版编目（CIP）数据

护理学导论／曾晓英，王连艳主编. —4版. —北京：人民卫生出版社，2023.12（2025.9重印）

ISBN 978-7-117-34968-0

Ⅰ．①护…　Ⅱ．①曾…②王…　Ⅲ．①护理学 – 高等职业教育 – 教材　Ⅳ．①R47

中国国家版本馆 CIP 数据核字（2023）第 250617 号

人卫智网　www.ipmph.com　医学教育、学术、考试、健康，购书智慧智能综合服务平台
人卫官网　www.pmph.com　人卫官方资讯发布平台

护理学导论
Hulixue Daolun
第 4 版

主　　编：曾晓英　王连艳
出版发行：人民卫生出版社（中继线 010-59780011）
地　　址：北京市朝阳区潘家园南里 19 号
邮　　编：100021
E - mail：pmph @ pmph.com
购书热线：010-59787592　010-59787584　010-65264830
印　　刷：北京虎彩文化传播有限公司
经　　销：新华书店
开　　本：850×1168　1/16　印张：10
字　　数：282 千字
版　　次：2010 年 5 月第 1 版　　2023 年 12 月第 4 版
印　　次：2025 年 9 月第 4 次印刷
标准书号：ISBN 978-7-117-34968-0
定　　价：48.00 元
打击盗版举报电话：010-59787491　E-mail：WQ @ pmph.com
质量问题联系电话：010-59787234　E-mail：zhiliang @ pmph.com
数字融合服务电话：4001118166　E-mail：zengzhi @ pmph.com

《护理学导论》
数字增值服务编委会

主　编 曾晓英　王连艳

副主编 唐布敏　许家萍　杨　娟

编　者（按姓氏笔画排序）

王连艳（四川中医药高等专科学校）

朱春风（山东中医药高等专科学校）

刘　亿（江西中医药高等专科学校）

许家萍（保山中医药高等专科学校）

孙　敏（安徽中医药高等专科学校）

杨　娟（湖南中医药高等专科学校）

唐布敏（遵义医药高等专科学校）

曾晓英（江西中医药高等专科学校）

修订说明

为了做好新一轮中医药职业教育教材建设工作，贯彻落实党的二十大精神和《中医药发展战略规划纲要（2016—2030年）》《教育部 国家卫生健康委 国家中医药管理局关于深化医教协同进一步推动中医药教育改革与高质量发展的实施意见》《教育部等八部门关于加快构建高校思想政治工作体系的意见》《职业教育提质培优行动计划（2020—2023年）》《职业院校教材管理办法》的要求，适应当前我国中医药职业教育教学改革发展的形势与中医药健康服务技术技能人才培养的需要，人民卫生出版社在教育部、国家卫生健康委员会、国家中医药管理局的领导下，组织和规划了第五轮全国中医药高职高专教育教材、国家卫生健康委员会"十四五"规划教材的编写和修订工作。

为做好第五轮教材的出版工作，我们成立了第五届全国中医药高职高专教育教材建设指导委员会和各专业教材评审委员会，以指导和组织教材的编写与评审工作；按照公开、公平、公正的原则，在全国1 800余位专家和学者申报的基础上，经中医药高职高专教育教材建设指导委员会审定批准，聘任了教材主编、副主编和编委；确立了本轮教材的指导思想和编写要求，全面修订全国中医药高职高专教育第四轮规划教材，即中医学、中药学、针灸推拿、护理、医疗美容技术、康复治疗技术6个专业共89种教材。

党的二十大报告指出，统筹职业教育、高等教育、继续教育协同创新，推进职普融通、产教融合、科教融汇，优化职业教育类型定位，再次明确了职业教育的发展方向。在二十大精神指引下，我们明确了教材修订编写的指导思想和基本原则，并及时推出了本轮教材。

第五轮全国中医药高职高专教育教材具有以下特色：

1. 立德树人，课程思政 教材以习近平新时代中国特色社会主义思想为引领，坚守"为党育人、为国育才"的初心和使命，培根铸魂、启智增慧，深化"三全育人"综合改革，落实"五育并举"的要求，充分发挥思想政治理论课立德树人的关键作用。根据不同专业人才培养特点和专业能力素质要求，科学合理地设计思政教育内容。教材中有机融入中医药文化元素和思想政治教育元素，形成专业课教学与思政理论教育、课程思政与专业思政紧密结合的教材建设格局。

2. 传承创新，突出特色 教材建设遵循中医药发展规律，传承精华，守正创新。本套教材是在中西医结合、中西药并用抗击新型冠状病毒感染疫情取得决定性胜利的时候，党的二十大报告指出促进中医药传承创新发展要求的背景下启动编写的，所以本套教材充分体现了中医药特色，将中医药领域成熟的新理论、新知识、新技术、新成果根据需要吸收到教材中来，在传承的基础上发展，在守正的基础上创新。

3. 目标明确，注重三基 教材的深度和广度符合各专业培养目标的要求和特定学制、特定对象、特定层次的培养目标，力求体现"专科特色、技能特点、时代特征"，强调各教材编写大纲一定要符合高职高专相关专业的培养目标与要求,注重基本理论、基本知识和基本技能的培养和全面素质的提高。

4. 能力为先,需求为本 教材编写以学生为中心,一方面提高学生的岗位适应能力,培养发展型、复合型、创新型技术技能人才;另一方面,培养支撑学生发展、适应时代需求的认知能力、合作能力、创新能力和职业能力,使学生得到全面、可持续发展。同时,以职业技能的培养为根本,满足岗位需要、学教需要、社会需要。

5. 规划科学,详略得当 全套教材严格界定职业教育教材与本科教育教材、毕业后教育教材的知识范畴,严格把握教材内容的深度、广度和侧重点,既体现职业性,又体现其高等教育性,突出应用型、技能型教育内容。基础课教材内容服务于专业课教材,以"必需、够用"为原则,强调基本技能的培养;专业课教材紧密围绕专业培养目标的需要进行选材。

6. 强调实用,避免脱节 教材贯彻现代职业教育理念,体现"以就业为导向,以能力为本位,以职业素养为核心"的职业教育理念。突出技能培养,提倡"做中学、学中做"的"理实一体化"思想,突出应用型、技能型教育内容。避免理论与实际脱节、教育与实践脱节、人才培养与社会需求脱节的倾向。

7. 针对岗位,学考结合 本套教材编写按照职业教育培养目标,将国家职业技能的相关标准和要求融入教材中,充分考虑学生考取相关职业资格证书、岗位证书的需要。与职业岗位证书相关的教材,其内容和实训项目的选取涵盖相关的考试内容,做到学考结合、教考融合,体现了职业教育的特点。

8. 纸数融合,坚持创新 新版教材进一步丰富了纸质教材和数字增值服务融合的教材服务体系。书中设有自主学习二维码,通过扫码,学生可对本套教材的数字增值服务内容进行自主学习,实现与教学要求匹配、与岗位需求对接、与执业考试接轨,打造优质、生动、立体的学习内容。教材编写充分体现与时代融合、与现代科技融合、与西医学融合的特色和理念,适度增加新进展、新技术、新方法,充分培养学生的探索精神、创新精神、人文素养;同时,将移动互联、网络增值、慕课、翻转课堂等新的教学理念、教学技术和学习方式融入教材建设之中,开发多媒体教材、数字教材等新媒体形式教材。

人民卫生出版社成立70年来,构建了中国特色的教材建设机制和模式,其规范的出版流程,成熟的出版经验和优良传统在本轮修订中得到了很好的传承。我们在中医药高职高专教育教材建设指导委员会和各专业教材评审委员会指导下,通过召开调研会议、论证会议、主编人会议、编写会议、审定稿会议等,确保了教材的科学性、先进性和适用性。参编本套教材的1 000余位专家来自全国50余所院校,希望在大家的共同努力下,本套教材能够担当全面推进中医药高职高专教育教材建设,切实服务于提升中医药教育质量、服务于中医药卫生人才培养的使命。谨此,向有关单位和个人表示衷心的感谢!为了保持教材内容的先进性,在本版教材使用过程中,我们力争做到教材纸质版内容不断勘误,数字内容与时俱进,实时更新。希望各院校在教材使用中及时提出宝贵意见或建议,以便不断修订和完善,为下一轮教材的修订工作奠定坚实的基础。

人民卫生出版社有限公司
2023 年 4 月

前　言

护理学导论是引领学生进入护理专业领域，明确护理学的基础理论和学科框架，了解护理学及其发展趋势的一门重要的专业主干课。它是培养学生具备现代护理理念、科学思维和法律意识，提高健康教育、职业认知和职业发展等能力的一门课程。

本教材根据教育部《关于深化现代职业教育体系建设改革的意见》，以及《全国护理事业发展规划（2021—2025 年）》和《"健康中国 2030"规划纲要》的文件精神，遵循护理专业培养目标，以培养高素质技能型人才为根本任务，以尽量满足高职高专教育的教学需求和临床工作对护理人才知识、能力、素质的要求为宗旨，与护理岗位能力需求和国家护士执业资格考试接轨，以现代护理观为指导，以人的健康为中心，以护理程序为核心，以护理学基本概念的具体内涵为框架，按照现代护理学特点来选择和组织教材内容。

本教材体现了新的教学理念和教学改革思路，注重理论和实践结合，将所学理论应用到护理实践中，以提高学生理解、分析和解决问题的能力。本教材是高职高专护理、助产专业及其他相关医学类专业的教学用书，也可作为培训教材使用。

全书共分十一章，涵盖帮助服务对象满足生理、心理和治疗需要的护理基础知识、基本理论和基本技能，其内容包括绪论、护理学概述、护士素质与行为规范、护士与患者、健康与疾病、护理学基本理论、护理程序、健康教育、护理与法律、护理科学思维与决策、护士核心能力与职业发展规划。

教材的编写参考和吸收了国内外有关文献的观点和方法，博采众长。本书在编写过程中得到人民卫生出版社、参编单位的大力支持，在此表示诚挚的谢意。

由于编者水平有限，教材内容如有疏漏和不妥之处，恳请各位师生和读者批评指正。

《护理学导论》编委会
2023 年 4 月

目　录

第一章　绪　论

PPT 课件

知识导览

学习目标

1. **掌握**　现代护理学发展、各阶段护理的特点、南丁格尔对护理学的主要贡献。
2. **熟悉**　护理专业标准、护理专业团队合作。
3. **了解**　我国当代护理事业发展的主要趋势。

　　自从有了人类,就有了护理。在长期的抗病害斗争和劳动实践过程中,护理经历了从简单的清洁卫生护理到以疾病为中心的护理,再到以患者为中心的护理,直至以人的健康为中心的护理的发展历程。随着社会的发展、人民生活水平的提高和对健康需求的增加,护理学逐渐形成了自己特有的理论和实践体系,成为一门独立的学科。

第一节　护理学的发展历程

一、护理学的形成与发展

　　护理学的形成和发展与人类社会的发展和人类的文明进步息息相关。了解护理学的过去、现在和将来,对促进护理学发展起着重要作用。

　　(一)人类早期的护理

　　人类早期护理的形式主要是自我保护式、互助式、经验式和家庭式。

　　1. 自我照护　人类为谋求生存,在与自然作斗争的过程中,逐渐积累了丰富的经验。人们观察到动物疗伤的方法而加以效仿,如学习动物舔伤口以促进其愈合;人们还逐渐学会以树枝或石块为工具获取食物,后又学会用火,并逐渐认识到进食熟食可以减少胃肠道疾病;人们发现吃了某些食物而致腹部不适时,用手抚摸可减轻疼痛,于是形成了原始的按摩疗法;人们将烧热的石块置于患处可减轻疼痛,即最原始而简单的热疗,逐渐形成了自我照护式的护理活动,即护理工作的萌芽。

　　2. 家庭照顾　为了在险恶的环境中求生存,人们逐渐聚居,并按血缘关系组成以家族为中心的部落。这时,人们开始定居组成家庭,进入母系氏族时代,作为母亲,她们凭着慈爱本性和保护家人的责任,借代代相传的经验去照顾家庭中的患病者和弱者,于是就由自我照护进入家庭照顾阶段。当时,常用一些原始的治疗护理方法为伤病者解除痛苦、促进康复,如伤口包扎、止血、热敷、按摩以及饮食调理等。

　　3. 巫医时代　在原始社会中,人们对疾病不能正确认识,把天灾、人祸、疾病看成是神灵主宰或魔鬼作祟,于是求助巫师采用祷告、念咒、放血、冷水泼浇、恶味药物引吐等方式祈求神灵的帮助以驱除病魔的折磨,此时,迷信、宗教与医药混合在一起,医巫不分。

　　(二)中世纪的护理

　　中世纪的欧洲,护理工作主要受宗教和战争的影响。此期护理开始走向社会化、组织化的服务。

1. 宗教　随着基督教兴起，教会开始了对医护一千多年的影响。教会开展了医病、济贫等慈善事业，并建立了医院。这些医院最初为收容徒步朝圣者的休息站，后发展为治疗精神病、麻风等疾病的医院及养老院，此阶段可看成是以宗教意识为主要思想的护理最初阶段。

2. 战争　中世纪的欧洲，由于社会、经济、宗教的发展，教会权力的争夺，导致战争频发，由此带来的疾病如伤寒、麻风、丹毒等大肆流行，伤病员增多，这就迫切需要大量的医院和护士，不少医院应运而生。13—14世纪，罗马帝国天主教皇掌握了欧洲许多国家的宗教大权，这时医院的护理工作主要由修女承担。她们以良好的道德品质提供护理，护理工作的重点是改善患者的物理环境（如通风、采光等）和一些简单的生活照料。战争中需要随军救护人员，一些信徒组成救护团，女团员负责在医院里护理患者，男团员负责运送伤员，于是开始有男性从事护理工作，护士的人数大量增加。

（三）文艺复兴时期的护理

文艺复兴时期（14—17世纪），西方国家又称之为科学新发现时代。在此期间，人们破除了对疾病的迷信，治疗疾病有了新的依据，建立了许多图书馆、大学、医学院校。与医学的迅猛发展相比，护理却仍停留在中世纪的状态。造成这种情况的主要原因是缺乏护理教育和1517年的宗教改革运动。由于教会腐败而发生的宗教改革使社会结构发生了变化，护理工作不再由经验丰富的修女担任，护理从此进入历史上长达200年的黑暗时期。

（四）近代护理学与南丁格尔

19世纪初，随着科学和医学的发展，社会对护理的需求日益增加，护理工作者的地位有所提高。1836年，德国牧师弗利德纳（T.Fliedner）在凯撒斯威斯城建立附属于教会的护士训练所，招收年满18岁、身体健康、品德优良的妇女参加护理训练。佛罗伦斯·南丁格尔（Florence Nightingale）曾在此接受训练。

19世纪中叶，南丁格尔（1820—1910年）首创了科学的护理专业，对护理的影响非常深远，她使护理学逐步走上科学化、专业化、正规化的道路。

1. 南丁格尔生平　南丁格尔（图1-1），英国人，1820年5月12日出生在父母旅行之地——意大利的佛罗伦萨。她出身于英国的名门贵族家庭，受过良好教育，精通英、法、德、意等国家语言，具有较高的文化修养。她从小受到母亲仁慈秉性的影响，少年时代就乐于助人，接济贫困人家。南丁格尔对护理工作有着浓厚的兴趣，长大后经常去看望和照顾附近村庄的穷苦患者和亲友中的病弱者。在从事慈善活动中，她深深体会到社会上十分需要训练有素的护士。1850年，她不顾家庭的阻挠和社会舆论的指责，对英、法、德、意等国的护理工作进行了考察。1853年，她到法国学习护理组织工作。回国后，她被任命为英国伦敦妇女医院院长，从此，开始了她的护理生涯。

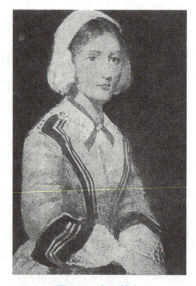

图1-1　南丁格尔

1854年3月，克里米亚战争爆发，受伤士兵很多，当时的英国战地医院只有一些毫无医学护理知识的老兵在护理伤员，医院通风不良、杂乱无章，大批伤员由于得不到合理的照料而死亡，病死率高达50%，这引起了英国民众的极大震惊。南丁格尔得知后，立即致函当时的英国陆军大臣，要求自愿率领妇女奔赴前线照料伤员。1854年10月，南丁格尔率38名护士克服重重困难，抵达战地医院，着手改善医院环境、消除虫害，以维持清洁；改善伤员膳食，以增加其营养；建立阅览室和娱乐室，满足伤员身心两个方面的健康需求。入夜，她经常手持油灯巡视伤员，安慰那些受重伤和垂危的士兵，因此被誉为"提灯女神""克里米亚天使"。由于她和38名妇女夜以继日地辛勤工作,在短短的半年时间内,战地医院的状况得到了迅速改善,英国前线伤员的死亡率降到2.2%。1856年战争结束,她的行为及工作效果,不仅震动了全英国,而且改变了人们对护理的看法。为了表彰她的卓越功绩和支持她的工作,公众募款建立了南丁格尔基金。1907年,英国国王授予南丁格尔最高国民荣誉勋章,她是英国妇女中第一位受此殊荣者。

2. 南丁格尔对护理学的主要贡献

(1)创办了世界上第一所护士学校:克里米亚战场的实践,使南丁格尔更加深信护士必须接受严格的科学训练。1860年,南丁格尔在英国的圣托马斯医院创办了世界上第一所护士学校——南丁格尔护士训练学校,为护理教育奠定了基础。南丁格尔认为护理是一门科学的事业,她尝试采用新的护理教育体制和方法来培养护士。国际上称这一时期为"南丁格尔时代"。

(2)著书立说奠定专业理论基础:南丁格尔一生写了大量的笔记、书信、报告和论著,其中最有名的是《医院札记》和《护理札记》。《医院札记》阐述了对改进医院建筑和管理方面的意见、构思和建议。《护理札记》说明了护理工作应遵循的指导思想和原理以及对护理的建议,此书曾作为当时护士学校的教科书被广泛应用,被称为护理工作的经典著作。此外,她还写下了有关福利、卫生统计、社会学等方面的著作,迄今仍有指导意义。

(3)开创了科学的护理专业:她认为护理是科学和艺术的结合。她指出护理使千差万别的患者都能达到治疗和康复需要的最佳身心状态,这本身就是一项最精细的艺术。她还提出了公共卫生的护理思想,重视患者的身心护理,并发表了自己独特的护理环境学说。她的护理理念确立了护理的专业地位和学科地位,推动护理学成为一门独立的学科,为现代护理学的发展奠定了基础。

(4)创立了一整套护理管理制度:为提高护理工作效率和工作质量,使护理管理走向制度化、规范化,南丁格尔强调医院首先必须制定相应的规章制度,建立护理管理组织机构,采用系统化的护理管理模式。

(5)其他方面:南丁格尔非常强调护理伦理及人道主义观念,她认为患者没有高低贵贱之分,要求护士不分民族、种族、信仰、贫富,平等对待每一位患者。另外,她还注重护理人员的训练及资历等。

南丁格尔献身护理事业,终身未嫁,1910年8月13日逝世,享年90岁。为了纪念她,1912年国际护士会建立了南丁格尔国际基金会,向各国优秀护士颁发奖学金以供其进修、学习之用,并把每年5月12日——南丁格尔诞辰,定为国际护士节。1920年,国际红十字会设立了南丁格尔奖章,这是国际优秀护士的最高荣誉奖,每两年颁发一次。

知识链接

南丁格尔奖章

南丁格尔奖章是红十字国际委员会设立的国际护理界最高荣誉奖。这项以护理界楷模南丁格尔命名的奖项是为表彰献身护理事业和为护理学方面作出卓越贡献的世界各国优秀的护理工作者所设。该奖每两年颁发一次,由国家领导人或该国红十字会会长亲自颁发奖章,并广泛进行宣传,以鼓励广大护理人员。

(五)现代护理学的发展

自南丁格尔首创科学的护理专业以来,护理学科发生了巨大的变化,从护理实践和理论研究来看,现代护理学的发展经历了3个阶段。

1. 以疾病为中心的护理阶段

（1）背景：20世纪前半叶，由于自然科学的发展，人们逐渐摆脱了宗教和神学的影响，各种科学学说纷纷建立，生物医学模式形成，对健康的认识停留在"健康就是没有疾病，有病就是不健康"的阶段，认为疾病是细菌或外伤引起的机体结构改变或功能异常，因此一切医疗行为都围绕着疾病进行，以消除病灶为根本目标，从而形成了"以疾病为中心"的医学指导思想，在这种模式的指导下，一切医疗行为都围绕着疾病进行，护理也只关心局部病症，忽视了人的整体性。

（2）此阶段护理的特点

1）护士从业前必须经过科学的训练，护理已成为一种专门的职业。

2）护理从属于医疗，护士是医生的助手。

3）护理工作的主要内容是执行医嘱和完成各项护理技术操作。护理教育者和管理者把护理操作技能作为护理工作质量的关键，在长期的护理实践中逐步形成了一套较为规范的疾病护理常规和护理技术操作常规，为护理学的进一步发展奠定了基础。

4）尚未形成独立的护理理论体系，护理教育类同于医学教育，护理研究领域局限。

2. 以患者为中心的护理阶段

（1）背景：20世纪中叶，自然科学和社会科学都有了新的发展，促使人们重新认识了人类健康与生理、心理、社会环境的关系。1948年，世界卫生组织（简称世卫组织，World Health Organization，WHO）提出了新的健康观，进一步扩展了护理研究和发展的领域。1955年，美国护理学者莉迪亚·海尔首次提出"护理程序"，为护理实践提供了科学的工作方式。1977年，美国医学家恩格尔提出了"生物-心理-社会医学模式"，形成了"人是一个生物、心理、社会的统一整体"的现代医学观。在现代医学观的指导下，护理工作逐步从以疾病为中心转向以患者为中心。

知识链接

世界卫生组织

世界卫生组织是联合国下属的一个专门机构，1946年7月，联合国经社理事会在纽约举行了一次国际卫生会议，签署了《世界卫生组织法》。1948年4月7日，该法得到26个联合国会员国批准后生效，世界卫生组织宣告成立。中国是世卫组织的创始国之一。

世界卫生组织的宗旨是使全世界人民获得尽可能高水平的健康。其主要职能包括促进流行病和地方病的防治；提供和改进公共卫生、疾病预防医疗和有关事项的教学与训练；推动确定生物制品的国际标准。

（2）此阶段护理的特点

1）强调护理是一门专业。

2）护理从属于医疗，护士与医生是合作伙伴关系。

3）护理工作的内容不再是单纯、被动地执行医嘱和完成各项护理技术操作，而是应用护理程序，科学地对患者实施身、心、社会的整体护理，主动解决患者的健康问题，满足患者的健康需求。

4）护理学通过吸收相关学科的相关理论，如系统理论、压力与适应理论等，以及自身的实践和研究，建立了如奥瑞姆的自理模式、罗伊的适应模式等，形成了独立、完整的理论框架和知识体系，建立了以患者为中心的护理教育模式。

5）护理工作场所局限在医院，护理的服务对象局限于患者，尚未涉及群体保健和全民健康，护理研究内容仍局限于患者的康复。

3. 以人的健康为中心的护理阶段

（1）背景：20 世纪 70 年代后，随着社会经济的发展和科学技术的进步，疾病谱发生了很大的变化，过去威胁人类健康的传染病得到了有效控制，而与人们生活方式、生活习惯相关的疾病如心脑血管疾病、糖尿病、意外伤害等成为威胁人类健康的主要问题。同时随着社会经济的发展，人们的健康需求也发生了巨大变化，医疗护理服务重点局限在医院患者的现状已很难满足广大人民群众对卫生保健的需求。同时，1978 年 WHO 提出"2000 年人人享有卫生保健"的战略目标，使"以人的健康为中心的护理"成为广大护理人员工作的中心和努力的方向。

（2）此阶段护理的特点

1）护理学发展成为现代科学体系中一门综合了自然科学、社会科学知识，应用护理程序独立地为人类健康服务的综合性、应用性学科。

2）护士角色多元化，护士不仅是医生的合作伙伴，还是健康的教育者、管理者、咨询者、照顾者、患者的代言人等。

3）护理对象由个体扩展到群体，护理工作的范畴从对患者的护理扩展到对人的生命全过程的护理。

4）护理工作的场所不仅仅局限于医院，而是从医院扩展到了社区、家庭、工厂、幼儿园、老人院或临终关怀医院等所有有人的地方。

二、中国护理学发展

（一）中国古代护理

中国医学在几千年漫长的封建社会中，一直保持着医、药、护不分的状态，但有关护理理论和技术的记载却甚为丰富。如《黄帝内经》中已提到疾病与饮食、心理因素、环境和气候改变的关系，并且提出要"扶正祛邪"，即加强自身抵抗力以防御疾病，还提出"圣人不治已病治未病"的预防观点。作为基础护理操作之一的导尿术在晋朝就已有记载。晋朝葛洪在《肘后备急方》中有筒吹导尿术的记载："小便不通，土瓜根捣汁，入少水解之，筒吹入下部"和"大便不通，上方吹入肛门内，二便不通，前后吹之取通。"其中"筒"是导尿工具。此外，还有很多有关消毒隔离的护理技术的记载。在唐代名医孙思邈所著的《备急千金要方》中提到"凡衣服、巾、栉、枕、镜不宜与人同之"的隔离观点。在明清瘟疫流行之际，胡正心就提出用蒸汽消毒法处理传染病患者的衣物。当时还流行用燃烧艾叶、喷洒雄黄酒消毒空气和环境。

中医学是中国几千年历史文化中的灿烂瑰宝。中医护理是中医学不可分割的组成部分。"三分治，七分养"中的"七分养"就是我们今天所说的护理。中医护理虽然没有成为一门独立的学科，但却有自己的特点、原则和技术，在民间广为运用。

1. 中医护理的基本特点

（1）整体观：以朴素的唯物主义、对立统一的整体观对待人体和疾病，提出人是一个整体，人与自然界密切联系的天人合一的观点。

（2）辨证施护：根据阴阳、五行、四诊、八纲、脏腑辨证的理论和方法对患者的主诉、症状、体征进行综合分析，辨别表里、寒热、虚实的证候，采取不同的护理原则和方法进行有针对性的护理。

2. 中医护理原则

（1）扶正祛邪："正"为人体的防御能力，"邪"为人体的致病因素。治疗护理的目的是增强人体防御能力，去除致病因素，护理措施均应根据这一原则施行。

（2）标本缓急："标"和"本"是说明病症的主次关系，从病因和症状来说，病因为本，症状为标。一般急则护标，缓则护本。

（3）同病异护，异病同护：指依据"辨证施护"的原则，因病、因人而护。同一种病，因患者年龄、性别、职业、文化程度不同，而用不同方法护理；不同的病，如果阴阳、虚实、表里、寒热辨证相同，又可采取同样的护理方法。

（4）未病先防，既病防变：强调密切观察患者病情，以预防为主，防止并发症的发生。

3. 中医护理技术　主要有针灸、推拿、拔火罐、刮痧、气功、太极拳、食疗、煎药和服药等。

（二）中国近代护理

1. 西方护理的传入　鸦片战争前后，随着各国军队、宗教和西方医学的进入，中国的护理事业渐渐起步。1887年，在上海妇孺医院推行"南丁格尔"护理制度并开设护士训练班。1888年，美国护士约翰逊女士（E.Johnson）在福州医院创办了我国第一所护士学校。

2. 近代早期护理　1909年，中国护理界的群众性学术团体——中华护士会在江西牯岭成立（1936年改名为中华护士学会，1964年改名为中华护理学会）。1915年第一次实行全国护士会考。1920年，第一本护理期刊《护士季报》创刊。同年，北京协和医学院开办高等护理教育，学制4～5年，五年制毕业学生授予理学学士学位。1922年，中华护士会加入国际护士会，成为国际护士会第11个会员国。1931年，在福建汀州开办了"中央红色护士学校"。

1934年，护理教育专门委员会成立，将护理教育改为高级护士职业教育，招收高中毕业生，护理教育纳入国家正式教育体系。1941年，在延安成立了"中华护士学会延安分会"。毛泽东同志于1941年和1942年两次为护士题词："护理工作有很大的政治重要性""尊重护士，爱护护士"。

至1949年全国共建立护士学校183所，有护士32 800人。

（三）中国现代护理

1. 护理学历教育多层次

（1）中等护理教育：1950年，第一届全国卫生工作会议将护理专业教育列为中等教育范畴，由卫生部制订全国统一教学计划，成立教材编写委员会统一编写教材，同时规定了护士学校的招生条件，高等护理教育停止招生。

（2）高等护理教育：1961年，北京第二医学院再次开办高等护理教育。1966—1976年，全国所有的护士学校均被停办或解散，护理教育基本停滞。1979年，卫生部先后下达《关于加强护理工作的意见》和《关于加强护理教育工作的意见》，旨在加强和发展护理工作和护理教育。护校恢复招生后，接着恢复和发展高等护理教育。1980年，南京医学院率先开办了高级护理专修班。1983年，教育部、卫生部联合召开会议，决定在全国高等医学院校中增设护理专业及专修科，恢复高等护理教育，天津医学院首先成立护理系招收护理本科学生。1985年，全国11所高等医学院设立了护理本科教育。

（3）硕士、博士教育：1992年，北京医科大学开始招收护理学硕士研究生，并逐渐在全国建立了多个硕士学位授权点。2004年，中国协和医科大学及第二军医大学分别被批准为护理学博士学位授权点。

2. 护理教育形式多样化　自20世纪80年代以来，各医疗单位采取多种手段陆续对护士进行了岗位培训，如邀请国内外护理专家来院讲课，选派护理骨干到国内外医学院校或医院进修学习。1987年，国家发布了《关于开展大学后继续教育的暂行规定》，之后又颁发相应文件规定了继续教育的要求。1996年，卫生部继续医学教育委员会正式成立。1997年，中华护理学会召开继续护理学教育座谈会，制定了护理教育的规章制度及学分授予办法。许多地区开展了各种形式的护理教育，形成了自考教育、函授教育、全日制普通教育、岗位培训教育、继续教育等多形式的护理教育体系。

3. 护理实践内容不断拓展　自1950年以来，我国临床护理工作一直受传统医学模式的影响，实行以疾病为中心的护理，医护分工明确，护士主要是被动地协助医生诊断和治疗疾病，护理操作常规多围绕完成医疗任务而制定。1980年以后，由于加强了国内外的学术交流和医学模式的转变，护理人员开始积极探讨以人的健康为中心的整体护理，为患者提供积极、主动的护理服务。随着医学科学技术的发展以及大量先进仪器设备、诊疗手段的应用(器官移植、显微外科、重症监护、介入治疗、基因治疗等)和专科护理、中西医结合护理、社区护理、家庭护理等迅速发展，使护理工作的内容和范围不断扩大。

4. 护理管理水平不断提高

(1)护理管理体系逐步完善：为加强对护理工作的领导，1982年卫生部医政司设立了护理处，负责统筹全国护理工作，制定有关政策、法规。各省、市、自治区卫生厅/局在医政处下设专职护理管理干部，负责协调管辖范围内的护理工作。1986年卫生部召开了全国首届护理工作会议，对各级医院护理部的设置做了明确而具体的规定，同时规定了护理部的职权范围，使护理质量的提高得到保证。有300张以上病床的医院设立护理部，实行护理部主任、科护士长、护士长的三级管理制，300张以下病床的医院由总护士长负责，实行二级管理制。

(2)护理管理方法逐步科学化：护理管理已逐渐从经验管理走向科学管理，护理管理者除了综合运用行政、经济、法律方法外，还要结合专业特点借鉴全面质量管理、全面经济核算、ABC时间管理、微机辅助管理等先进的管理方法，使护理管理方法逐步走向科学化。

(3)护理管理手段逐步现代化：随着社会的发展，计算机技术在护理质量监控、人员管理、物品管理等方面得到普遍运用，如1987年空军石家庄医院研制了我国第一个护理信息管理系统，标志着我国护理管理手段逐步走向现代化。

(4)护理管理逐步法治化：1979年，卫生部颁发了《卫生技术人员职称及晋升条例(试行)》，明确规定了护理专业人员的技术职称：主任护师、副主任护师(高级)，主管护师(中级)，护师、护士(初级)。各地根据条例制定了护士晋升考核的具体内容和方法。

1993年，卫生部颁发了新中国成立以来第一个关于护士执业和注册的部长令及《中华人民共和国护士管理办法》。

1995年6月25日举行了全国首次护士执业考试，考试合格者方可取得执业证书，申请注册。1998年，卫生部颁布了《临床护士规范化培训试行办法》。

2008年，国务院通过并颁布了《护士条例》，旨在维护护士的合法权益，规范护理行为，促进护理事业发展，保障医疗安全和人体健康。

这些"办法""条例"的颁布与实施，标志着我国的护理管理工作开始走向法规化轨道。

5. 护理科研水平不断提高 随着高等护理教育的恢复和发展，护理工作内容和范围的不断扩大，护理人员的专业水平、学术水平以及科研能力不断提高。一些高等护理教育机构或医院设立了护理研究中心，为开展护理研究提供了场所和条件，所进行的研究课题以及研究的成果对指导护理工作起到了积极作用，促进了护理质量的提高，护理人员的形象和地位得到不断提升。1993年，中华护理学会设立了护理科技进步奖，每两年评选一次。

6. 护理学术交流日益增多 1950年以后，中华护士学会积极组织国内的学术交流。1954年，创刊《护理杂志》复刊(1981年更名为《中华护理杂志》)。《实用护理杂志》《护理研究》等20种护理期刊相继创刊。

1977年以来，中华护理学会和各地分会多次召开护理学术交流会，举办各种不同类型的专题学习班、研讨会等。中华护理学会及各地护理学会成立了学术委员会和各护理专科委员会，以促进学术交流，提高临床护理质量。

1980年以后，随着改革开放的不断深入，国际学术交流日益增多，中华护理学会及各地护理学会多次举办国际学术会议、研讨会等，并与美国、加拿大、日本、新加坡等多个国家开展互访活动及学术交流。

1985 年,全国护理中心在北京成立,进一步取得了 WHO 对我国护理学科发展的支持。2013 年,中华护理学会正式加入国际护士会,标志着中国的护理事业真正迈向了国际舞台。

> **思政元素**
>
> #### 不忘初心、牢记使命
> ——中国首枚南丁格尔奖章获得者王琇瑛
>
> 1983 年 5 月 12 日,王琇瑛荣获红十字国际委员会第 29 届南丁格尔奖,成为我国第一位获此殊荣的护士。在颁奖大会上,75 岁的王琇瑛激动地说:"这个荣誉不属于我个人,而是我国广大护理工作者夜以继日地辛勤劳动、刻苦工作所共同获得的。"
>
> 王琇瑛从事护理工作 50 余年,爱岗敬业、忠于职守、严于律己、正直诚恳、助人为乐,赢得了护士们的广泛尊敬。"病人无医,将陷于无望;病人无护,将陷于无助。"王琇瑛不仅自己身体力行,还激励着医护人员勤奋工作,避免患者陷入无助的境地。
>
> 护理工作是医务工作中极为重要的部分,它直接关系到患者的生命安危和人民健康。护理工作者肩负着救死扶伤、保障人民健康的神圣职责。"国家不可一日无兵,亦不可一日无护士。护士的工作必须像田园中的水一样灌注到人们生活中的每个角落。"王琇瑛对护理工作的诠释正是她一生践行的誓言。

第二节 护理专业

一、护理专业概述

随着医学科学技术的日趋交叉渗透,护理学科也呈现综合化发展趋势,护理学是一门技术性的职业,还是一门具有独特理论体系的专业,这一直是国内外医学界及护理界长期争议的问题。

随着科学的发展,人们逐渐将专业与职业区分开来,专业和职业并非同一概念和涉及同一领域,但经常交替使用,在职业活动逐渐转化为专业活动的过程中,一门专业逐渐建立起科学的理论体系、正规的教育过程、独特的实践方式及特定的社会地位。并且设有专业实践的标准、专业人员的信念和价值观、对本专业的态度、专业伦理和专业从业守则。

用专业的标准来界定护理专业,具体分析如下:

1. 以提供满足社会需要的服务为目的　护理是为人类和社会提供不可或缺的健康服务。护理是利人的活动,其目的是提高人们的健康水平。

2. 有完善的教育体制　护理教育已经形成了多渠道、多层次的教育体制。高等护理教育已广泛开展,护理专业已成为一门逐渐发展壮大的学科,具备了一定的专业标准。

3. 有系统完善的理论基础　护理借助外来的知识来发展其专业,已经有属于自己的特有的知识体系。护理学以社会科学、自然科学及医药学为理论基础,并不断地探讨其独特的理论体系,以指导护理教育、科研及实践。

4. 有良好的科研体系　国外护理科研体系正在逐步地实施与完善。我国的护理科研,随着硕士及博士教育的不断开展而逐渐发展与完善。

5. 有专业自主性　护理专业有自己的专业团体,有自己的护理质量标准,并有职业考试及定职考核制度,有自己的专业职称划分制度。

6. 有护理伦理及法律方面的要求　国际护士会建立了护理伦理法典,并通过此法典的建立,促进并完善了护理实践的标准。护理伦理准则是护理专业道德最简明的表达。

专 业 界 定

1981年凯利（Kelly）对"专业"的归纳：

1. 专业拥有专门的知识体系，且通过科学研究可不断扩展。

2. 专业服务对人类是重要的，且造福于人类。

3. 专业服务的重点是涉及知识和智能活动，专业人员要负相应的责任。

4. 专业人员须在大学内培养或受更高层次的教育。

5. 专业人员工作有相当的独立性，可控制自己的政策法规和活动。

6. 专业人员愿意为他人服务（利他主义），把工作作为自己的终身事业（是自己生命的一部分）。

7. 有职业伦理法典，以指导其成员的抉择和行为。

8. 有自己的学术团体，鼓励和支持高标准的工作实践。

二、护理专业学术团体

学术团体是以从事科学研究和推动科学技术发展为目的的组织，是以知识的继承与创新为目标而进行合理的管理与协调的具有高度自主性的社会实体。其作用为学术交流主导，技术论证、引荐，技术服务，技术开发，沟通信息。

1. 国际护士会（International Council of Nurses，ICN）　于1899年在英国伦敦成立，是世界各国自治的护士协会代表组织的国际护士群众团体，是国际组织中最早的组织之一。

其宗旨为①推动各国的健康服务，提高护理学术标准；②改革护理教育的设施，扩大护理服务的范围；③通过改善护士的职业、社会及经济条件以提高护士的地位；④与相关的卫生机构及组织合作；⑤强调护士应尽自己公民的职责；⑥发展护士间的国际合作及友谊。

2. 美国护理协会（American Nurses Association，ANA）　于1896年成立，总部设在华盛顿，ANA是美国护士的最高学术组织机构，是非政府组织，是私人企业性质的学术组织，不接受美国政府的经费支持。ANA的职能部门有护理政策和实践部、政府关系部、护士工作安全部、护理教育部。

ANA的作用：①全国护士工会的作用；②护士的咽喉，为护理的利益而工作，与美国政府、媒体及患者进行沟通与对话；③维护护士道德标准，并定期修改、不断完善；④修订护士专业实践中的各类标准。

3. 中华护理学会（Chinese Nursing Association，CNA）　是中国护士的群众性学术团体，是中国最早的专业学术团体，是全国性自然科学专门学会之一。

其宗旨是①遵守国家宪法、刑法等法律和法规，执行国家发展护理科技事业的方针和政策；②崇尚护理道德，坚持民主办会原则；③提高护理科技工作者的业务水平，促进护理学科的繁荣和发展；④充分发扬学术民主，依法维护护理工作者的合法权益。

三、护理专业团队合作

临床护理工作是昼夜不停地为患者服务，仅靠一个护士或几个护士的努力工作是远远达不到护理要求的。护士必须相互依赖、相互支撑，以团队合作的工作形式，在团队精神的激励下共同努力。同时，团队的建立和团队精神的培养能有效地推动护理专业及护士个人的发展。

（一）相关概念

1. 团队合作　是一群有信念、有能力的人在特定的团队中，为了一个共同的目标，相互支持、合作奋斗的过程。

2. 团队精神　是大局意识、协作精神和服务精神的集中体现。不是单个人的精明强干，而是群体的合力协作。全体成员相互尊重、相互欣赏、相互宽容、相互信任，竭力发挥个人与团队的能动性，实现团队目标。

3. 护理专业团队合作　是护理工作永恒的主题，是护士队伍发展的动力，是对每一个生命的尊重和热爱。其核心是协同、合作。最高境界是产生强大而持久的向心力、凝聚力。

（二）护理专业团队合作的作用

1. 激发团队成员的凝聚力　团队合作，首先要从思想上统一，成员们具有共识、讲求奉献、充分信任、彼此协调、纪律严明、相互关怀、人人负责。只有这样才能让团队充满凝聚力，更好地起到改善护患关系，防范差错事故，提高整体效能的作用。

2. 提高护理工作的效率　关键在于团队成员之间建立信任、有效沟通。同事之间只有彼此信任才会通力合作，才能提高整体工作效率。随着临床护理工作量日渐增加，护理工作中不确定因素和突发事件时有发生，患者的具体情况和需求千差万别，需要护理专业团队及时而又快速地做出反应，不断提高护理质量。

在临床护理工作中，倡导专业团队合作，相互提醒、相互帮助、相互学习，取长补短，弥补工作中的缺陷和漏洞，为更好地完成护理工作奠定基础。

四、护理专业发展趋势

为满足人民群众日益提高的健康服务需求，国家卫生健康委员会印发《全国护理事业发展规划（2021—2025 年）》，确定了我国未来 5 年护理发展目标与任务，为护理专业发展指明了方向。

（一）护理专业发展目标

护士队伍数量持续增加，结构进一步优化，素质和服务能力显著提升，基本适应经济社会和卫生健康事业发展的需要。责任制整体护理有效落实，护理服务更加贴近群众和社会的需求。护理内涵外延进一步丰富及拓展，老年、中医、社区和居家护理服务供给显著增加。护理科学管理水平不断提升，护理服务质量持续改进，调动护士队伍积极性的体制机制进一步健全完善。

（二）护理专业发展任务

根据坚持以人民为中心、高质量发展、补短板强弱项、改革创新发展四个方面的基本原则，围绕服务体系、人才队伍建设、信息化建设、对外交流合作等方面提出了七大项发展任务。

1. 完善护理服务体系

（1）优化护理资源布局：结合人口结构变化、疾病谱特点及群众医疗护理服务需求，健全覆盖急性期诊疗、慢性期康复、稳定期照护、终末期关怀的护理服务体系。

（2）增加护理服务供给：鼓励举办规模化、连锁化的护理院 / 站、护理中心、安宁疗护中心等。开展家庭病床、居家护理服务，有效扩大老年护理、康复护理、居家护理等服务供给。

2. 加强护士队伍建设

（1）持续增加护士数量：到 2025 年，全国护士总数达到 550 万，每千人口注册护士数为 3.8，全国所有的三级和二级医院的护士配置均达到国家规定的护士配置标准。

（2）加强护士培养培训：我国护理教育目前已形成多层次、多元化的教育体系，以高等护理教育为主流，专科、本科、硕士、博士及博士后的护理教育不断完善与提高。今后，护理人员的基本学历将从以中专为主转向以大专为主，护理学学士、护理学硕士、护理学博士人数将逐步增多，并大力培养、培训老年护理、儿科护理、传染病护理、康复护理等紧缺护理专业护士。加强新入职护士和护理管理人员培训。

（3）保障护士合法权益：随着医疗护理服务法律和法规的健全，人们具有监督护理实践的意识和能力，护理工作将更多地受到法律的保障和监督。在贯彻落实《中华人民共和国基本医疗卫生与健康促进法》《护士条例》等法律法规基础上，还将不断制定和完善相关政策法规，明确各级卫生行政部门、医疗机构在护理工作管理方面的责任，使护士在执业环境、薪酬待遇、培养培训、专业发展等方面的基本制度框架更加完善，从而保障护士的合法权益，完善护士执业准入制度，保证护士队伍素质，规范护士执业行为，以保障人们的健康和生命安全。

（4）调动护士积极性：建立完善的护理岗位管理制度，在护士岗位设置、收入分配、职称评定、管理使用等方面，对编制内外护士统筹考虑。健全、完善护士队伍激励机制，实施科学的护士评聘考核和绩效考核。

3. 推动护理高质量发展

（1）持续深化优质护理：落实护理核心制度，做实责任制整体护理，夯实基础护理质量，强化护理人文关怀，优化护理服务流程。

（2）创新护理服务模式：创新、发展多元化的护理服务，如"互联网＋护理服务"、延续护理、上门护理等，将机构内护理服务延伸至社区和家庭，为出院患者、生命终末期患者或行动不便、高龄体弱、失能失智老年人提供便捷、专业的护理服务。

（3）加强护理学科建设：改进护理质量，构建基于循证基础和临床需求的护理规范和技术标准体系。护理工作将以理论为指导，专业性会越来越强，分科会越来越细，对高、新技术的应用会越来越多。建立多学科协作治疗护理中心，开创特色护理技术，拓展护士职业生涯，促进护理学科发展。

4. 补齐护理短板、强弱项

（1）加快发展老年医疗护理：增加老年医疗护理资源，开展老年医疗护理服务试点，提升从业人员服务能力，推动老年居家医疗护理发展。

（2）提升基层护理服务能力：采用"请进来、送出去"模式，通过建立护理专科联盟、专家联合团队等方式，加大基层护士培训力度，切实提高其常见病、多发病、老年病等专业服务能力。

（3）加快发展安宁疗护：结合分级诊疗要求和辖区内群众的迫切要求，着力增加安宁疗护中心和提供安宁疗护服务的床位数量。加快培养、培训从事安宁疗护服务的专业人员，切实提高生命终末期患者的安宁疗护质量。

5. 加强护理信息化建设

（1）充分借助云计算、大数据、物联网、区块链和移动互联网等信息化技术，结合发展智慧医院和"互联网＋医疗健康"等要求，着力加强护理信息化建设。

（2）随着市场经济的发展，护理工作将推向市场，如护理人员聘用制、结构工资制的推行，钟点护理形成，护士独立开业的增多，家庭护理和社区护理的推广等。"服务第一，健康至上"的宗旨将成为护理专业在市场竞争中的立足点，实现护理工作服务市场化。

6. 推动中医护理发展

（1）随着中医学研究在全球范围的兴起，中医护理也将引起各国护理界的高度重视。将中医护理的理论融入现代护理理论，将成为我国护理界一个重要的研究方向和课题，而结合阴阳、五行等学说进行辨证施护则是这种崭新的护理理论的主要特点。具有中国特色的中医护理理论和技术方法，将为全人类的健康作出重要贡献。

（2）健全、完善中医护理常规、方案和技术操作标准。积极开展辨证施护和中医特色专科护理，持续提升中医护理服务质量，创新中医护理服务模式，发挥中医护理在疾病预防、治疗、康复等方面的重要作用，促进中医护理进一步向基层和家庭拓展，向老年护理、慢病护理领域延伸。强化中医护理人才培养，切实提高中医护理人员服务能力。

7. 加强护理交流合作　深入开展与国际及中国港澳台地区间护理领域的合作交流,通过学术交流、互访活动、选派人员学习、跨国及跨地区护理援助和护理合作等形式,在专业目标、职能范围、护理教育、护理管理、制度政策、人才培养、护理技术等方面加大交流合作的力度。实现护理领域与国际接轨,促进我国护理学科的新发展。

(曾晓英)

ER-1-3
扫一扫,测一测

? 复习思考题

1. 简述南丁格尔对近代护理的贡献。
2. 简述现代护理三个主要发展阶段的特点。
3. 你为什么选择护理专业?你是怎么认识和评价护理专业的?

第二章　护理学概述

PPT 课件

知识导览

学习目标

1. 掌握　护理学的基本概念及其相互关系。
2. 熟悉　护理学的任务和工作方式。
3. 了解　护理学的性质与范畴。

护理学作为医学科学领域中的一门独立的分支学科，有其独特的理论范畴、实践领域、知识体系、学科任务、工作方式和概念框架。随着科技的发展、社会的进步、护理实践的深入，护理学的内涵与外延不断地拓展和变化。

第一节　护理学的性质与范畴

一、护理学的性质

护理学（nursing science）是以自然科学和社会科学理论为基础，研究有关预防保健、疾病治疗及康复过程中的护理理论、知识、技能及其发展规律的综合性应用学科。护理学不仅是一门科学，也是一门艺术。其具有以下四个特性：

1. 科学性　护理学以广泛的自然科学、社会科学、人文科学理论知识为基础，建构学科体系，发展学科理论，丰富学科知识，指导专业实践。

2. 技术性　护理学是一门实用科学，有专门的护理技术操作。

3. 社会性　护理学通过研究和解决人类健康问题，创造社会价值，产生社会效益。其发展受社会发展与变革的影响。

4. 服务性　护理学是研究如何帮助人的学科，其专业实践的核心是照顾，即护理。护理是一种帮助人满足其健康需求的方式，是一种服务而不是有形的商品。

二、护理学的范畴

（一）理论范畴

1. 护理学的研究对象、任务和目标　护理学的研究对象、任务和目标是在一定历史条件下形成的，是护理学科建设的基础，是每个护士必须首先明确的。自护理学诞生以来，护理学的研究对象、任务和目标经历了从协助疾病治疗、保存生命，到减轻患者痛苦、恢复健康、提高生命质量，再到促进全人类维持和增进健康、提高人类整体健康水平的叠加和演变，反映了护理学科发展的趋势和要求，为护理实践指明了方向。

2. 护理学的理论体系　护理人员在长期的护理实践中建立和发展了护理学的理论体系，当在实践中发现旧理论无法解释新问题、新现象时，就会建立新理论或发展原有的理论。从南丁格尔创立第一个护理哲学到现代为适应生物 - 心理 - 社会医学模式而发展的诸多新的护理理论和模式，都证明随着护理实践新领域的开辟，将会建立和发展更多的护理理论，使护理理论体系日益丰富和完善。

3. 护理学与社会发展的关系   主要研究护理学在社会中的作用、地位、价值，社会对护理学的影响，社会发展对护理学的要求等，比如护理人员的地位、职称和待遇；人口结构和疾病谱改变等对护理学的影响；人类进入深空、深海等新型活动领域的健康护理等。

4. 护理学的分支学科和交叉学科   随着现代科学的高度分化和广泛综合，护理学与自然科学、社会科学、人文科学等多学科相互渗透，形成了许多新的综合型、边缘型交叉学科和分支学科。护理交叉学科如护理社会学、护理心理学、护理伦理学等。护理分支学科如内、外、妇、产、儿科护理学等。随着社会的进步、科学的发展，护理学科必将进一步丰富和发展，产生更多的分支学科与交叉学科。

（二）实践范畴

1. 临床护理   临床护理包括基础护理和专科护理两个方面。

（1）基础护理：基础护理是各专科护理的基础，是运用护理学的基本理论、基础知识和基本技术，去满足患者的基本需要。其内容包括保持患者整洁、安全和舒适，心理护理，膳食护理，排泄护理，观察病情，实施基本护理技术操作，健康教育，预防医院感染，临终关怀及医疗文件的记录、书写等。

（2）专科护理：专科护理是以护理学和各医学专科理论、知识和技能为基础，结合各专科患者的特点及诊疗要求，对患者进行身心整体护理，主要包括内、外、妇、儿等各专科护理常规和护理技术，如手术及特殊检查的围手术期护理，各种引流管、静脉导管、石膏和夹板的护理，各类疾病的护理与抢救，心、脑、肺、肾功能的监护及器官移植的护理等。

2. 社区护理   社区护理是以社区居民、家庭、社会团体为对象，把公共卫生学和护理学知识与技能相结合，开展促进健康、预防疾病、早期诊断、早期治疗、减少残障等服务，以提高人群整体健康水平的护理实践。

3. 护理教育   以护理学和教育学理论为基础，有目的地培养合格的护理人才，以保证护理专业适应未来需要。护理教育一般分为基础护理教育、毕业后护理教育和继续护理教育 3 类。基础护理教育分为中专教育、大专或高职教育、本科教育 3 个层次；毕业后护理教育包括岗位培训和研究生教育（硕士、博士学位教育）；继续护理教育是向已完成基础护理教育或护士规范化培训，并正在从事实际工作的护士提供的以学习新理论、新知识、新技术和新方法为目标的终身性的在职教育。

4. 护理管理   护理管理是运用管理学的理论和方法，对护理工作的诸要素进行管理，如人力资源的管理、专业政策和法规的制定、各种组织结构的设置、物品的购置与保管、资金的管理、时间的安排、工作质量的控制等，以提高护理工作的效率和质量。

5. 护理研究   护理研究是用科学方法去探索未知，回答和解决护理领域的问题，并将研究结果直接或间接地用于护理实践。护理人员有责任通过科学研究改进护理方法，推动护理学科发展。

第二节   护理学的任务与工作方式

一、护理学的任务

（一）促进健康

促进健康就是帮助个体、家庭和社区发展，从而维持和增强自身健康。包括教育人们对自己的健康负责，形成健康的生活方式，解释改善营养和加强锻炼的意义，鼓励戒烟，预防物质成瘾，预防意外伤害和提供信息以帮助人们利用健康资源等的护理实践活动。

（二）预防疾病

预防疾病是指防止疾病在人群中发生。这类护理实践活动包括预防接种，增强免疫力，预防各种传染病；提供疾病自我监测的技术；评估机构、临床和社区的保健设施等。

（三）恢复健康

恢复健康是在人们患病或出现健康问题之后，帮助他们改善健康状况，包括为患者提供直接护理，如执行药物治疗、生活护理等；进行护理评估，如测血压、留取标本做各类实验室检查等；与其他卫生保健人员共同研讨患者的问题；教育、指导患者进行康复活动；帮助康复期患者达到最佳功能水平等活动。

（四）减轻痛苦

减轻痛苦是给予各种疾病患者、各年龄段临终者安慰和照护。这类护理实践活动包括帮助患者尽可能舒适地带病生活；提供支持以帮助患者应对功能减退和丧失，直到安宁地死亡。护理实践场所可以在医院、患者家中或其他卫生保健机构。

二、护理工作方式

课堂互动

患者，男性，50岁。因急性心肌梗死入院。入院后安置于冠心病监护治疗病房（CCU）抢救，并进行24h心电监测。

问题：

1. 对该患者适合采用哪一种工作方式进行护理？
2. 请说出该护理工作方式的优缺点。

护理工作方式是临床护理过程中护理人员的组织形式和工作任务的分配方式，常见的有以下几种：

（一）个案护理

个案护理（case nursing）又称专人护理或特别护理，是由一名护理人员负责一位患者所需的全部护理工作，实施个体化护理。这种方式主要用于病情严重、病情变化较快、护理服务需要量较大、需要24h监护的患者，如重症监护治疗病房（ICU）、冠心病监护治疗病房（CCU）等护理单元的患者及多器官功能障碍综合征、器官移植、大手术后或危重抢救的患者等。

1. 优点

（1）护士责任明确，可对患者实施全面周到的护理，满足其各种需要。

（2）可体现护士个人的才能，满足其成就感。

2. 缺点

（1）耗费人力。

（2）护士只能做到在班负责，无法做到连续性的护理。

（二）功能制护理

功能制护理（functional nursing）是以工作为导向，将患者所需的护理活动按其性质进行归类和分配护理人员的分工方式。一般1~2名护理人员负责一项特定的工作，工作主要内容是完成医嘱和执行各项护理技术操作。比如治疗班护士主管病房的治疗任务，护理班护士承担病房患者的各种生活护理等。各班护士相互配合，共同完成患者所需的全部护理任务。

1. 优点

（1）这是一种流水作业的工作方式，节省人力，工作效率高。

（2）护士分工明确，易于组织管理，且技术操作熟练。

2. 缺点

（1）工作机械，护士容易倦怠，工作满意度不高。

（2）护士较难掌握患者的全面情况，很少考虑患者的心理 - 社会需求，忽视了人的整体性。

（三）小组制护理

小组制护理（team nursing）是指护士分为若干小组，每组分管 10～15 位患者，小组成员由不同级别的护理人员组成，由一位管理能力和业务能力较强的护士任组长。小组成员在小组长的指导下各司其职又相互合作，共同按照护理计划对本组患者实施整体护理。

1. 优点

（1）能发挥各级护理人员的优势和作用，较好了解患者的需要，弥补了功能制护理的不足。

（2）小组成员间协调合作、相互沟通，利于形成良好的工作气氛。

2. 缺点

（1）小组成员共同对患者负责，护士的个人责任感相对减弱。

（2）小组的护理工作质量受小组长的能力、水平和经验等的影响较大。

（四）责任制护理

责任制护理（primary nursing）是由责任护士和辅助护士运用护理程序的工作方法对患者从入院到出院进行全面、系统和连续的护理，是从以疾病为中心转向以患者为中心的一种护理模式。患者从入院到出院由责任护士实行 8h 在岗，24h 负责。责任护士按照护理程序的方法评估患者情况、制订护理计划、实施护理措施以及评价护理效果。

1. 优点

（1）责任护士的责任明确，易于管理，责任感强，成就感高。

（2）能较全面地了解患者情况，患者满意度较高。

2. 缺点

（1）难以实现对患者 24h 负责，不能真正做到连续性的整体护理。

（2）对责任护士要求高，责任护士压力大。

（3）责任护士间不了解各自患者的情况，工作繁忙时难以沟通和互相帮助。

（4）文字记录任务较多，所需人力、物力多，费用高。

（五）综合护理

综合护理（comprehensive nursing）是一种通过有效地利用人力资源，恰当选择并综合应用上述工作方式，为服务对象提供低成本、高质量、高效率的护理服务方式。临床上常用的综合护理包括将小组制护理与功能制护理相结合，责任制护理与小组制护理相结合，或将小组制护理、功能制护理和责任制护理三者相结合。此方式综合了以上各护理工作方式的优点，克服了它们的缺点，是实施整体护理最佳的一种工作方式。

1. 优点

（1）患者获得全面、系统、连续的整体护理，对护理的满意度较高。

（2）工作效率高，注重成本效益。

（3）使具有不同经验、能力、学历层次的护士在工作中得到合理的使用，为护士的个人发展提供了空间。

（4）每位护士责任感、成就感增强。

2. 缺点

（1）护理工作节奏加快，护士工作压力较大。

（2）夜班护理人员力量相对薄弱。

第三节　护理学的基本概念与整体护理

一、护理学的基本概念

现代护理学的理论框架主要由4个基本概念组成：人、环境、健康、护理。正确认识这4个概念的内涵和它们之间的相互关系，有助于护理人员更好地理解护理学的研究领域、实践范畴、专业特点和工作目标。

（一）人

人（person）是护理服务的对象，是护理理论和实践的核心，是护理学最重要的概念。作为护理服务对象的人，不仅指个体，也指由个体组成的家庭、社区和社会。人可以是健康的，可以是患病的，也可以是处于不同生命阶段的。人的概念在护理学中有以下几层含义：

1. 人是一个统一的整体　人不仅是一个由各种器官、系统组成的受自然和生物学规律支配的生物有机体，更是一个有意识、有思维、有情感、有复杂的心理活动、有创造性的社会人。因此，人具有生物和社会的双重属性，是由生理、心理、社会、精神、文化等要素组成的统一整体。构成人统一整体的各个要素之间相互作用、相互影响，其中任何一个要素的功能发生变化均可在一定程度上引起其他要素功能的变化，从而对整体造成影响，而整体各个要素功能的正常运转，又能有力地促进人体整体功能最大限度的发挥，使人获得最佳的健康状态。

2. 人是一个开放系统　人体内部各个系统之间不断进行物质、能量和信息的交换，同时，作为整体的人，还不断地与周围的环境进行物质、能量和信息的交换，如环境污染造成人类呼吸系统疾病增加，生活压力使人的心理健康受到影响。同时，人类的活动既可破坏生态平衡，导致环境污染，又可以保护环境，促进生态平衡。所以，人是一个无时无刻不在与周围环境发生着关系的开放系统。人的基本目标是保持机体的平衡，这种平衡包括机体内部各个系统之间以及机体与环境之间的平衡。护理的主要功能是帮助个体调整其内环境，去适应外环境的不断变化，以获得并维持身心平衡，这样才能使人的整体功能更好地发挥和运转。

3. 人有基本需要　人的基本需要是指人为了维持身心平衡及求得生存、成长与发展，在生理上、精神上最低限度的需要。人从出生到衰老、死亡要经历许多发展阶段，处于不同发展阶段的人有不同的生长发育特点，也有不同的基本需要。即使处于同一发展阶段，不同个体的基本需要也是存在差异的。人为了生存、成长与发展，必须满足基本需要。若基本需要得不到满足，就会出现机体的失衡，进而导致疾病。许多因素都会影响人基本需要的满足，如生理因素、情绪因素、知识与智力因素、社会因素、环境因素、个体因素、文化因素等。护理的功能就是帮助服务对象满足其基本需要。

4. 人有权利和责任拥有适当的健康状态　患病是不以人的意志为转移的，患者对疾病状态是无能为力的，人有权利获得帮助，拥有健康。人们拥有健康是社会所期望的，是一个社会、国家存在、发展、兴旺发达的前提条件，社会要求每一个患者都要主动恢复健康并承担应尽的责任。同时，人又有自我决定通过不同方式维护健康的权利，因此，护理人员应充分调动人的主观能动性，帮助其承担起拥有适当健康的个人责任。

人的自我概念

自我概念（self-concept）是指一个人对自己的看法，即个人对自己的认同感。北美护理诊断协会（NANDA）认为，自我概念由4部分组成，包括①身体意象（body image）：指个人对自己身体的感觉和看法；②角色表现（role performance）：是对于一个人在特定社会系统中一个特定位置的行为要求和行为期待；③自我特征（personal identity）：是个人对有关其个体性与独特性的认识；④自尊（self-esteem）：是指个人对自我的评价，它也属于自我概念的范畴。

（二）健康

健康（health）是生命存在的正常状态，是人类追求的永恒目标。不同历史时期，人们对健康有着不同的认识和理解，目前比较公认的是世界卫生组织对健康的定义（详见第五章）。该定义反映了健康的多维性，顺应了医学模式转变的需要，对人类社会和卫生健康事业发展产生了深远影响。健康不仅是多维的，而且是相对的、动态的、多层次的，受到多方面因素影响。护理的职责就是帮助人们树立正确的健康观，采取适当的措施平衡影响健康的各种因素，促使个体和群体处于最佳的健康状态。

（三）环境

人的一切活动都离不开环境，环境与人相互作用，与人类的健康息息相关。

1. 环境的定义　环境（environment）是人类生存的空间及影响人类生活和发展的各种自然因素、社会因素的总和。所有生命有机体都有一个内环境和围绕在其周围的外环境。

（1）内环境：内环境是指影响机体生命和成长的内部因素，包括人的生理、心理、思维、思想等多个方面，如酸碱度、体液、血压、氧气等。

（2）外环境：外环境是指影响机体生命和成长的全部外界因素的总和，由自然环境和社会环境组成。自然环境是指人类周围由阳光、空气、水、土壤及其他生物等因素组成的客观物质条件。社会环境是指人类在生活、生产和社会交往活动中形成的由政治、经济、文化、卫生服务以及生活方式等因素构成的各种关系和条件。

2. 环境与人相互依存、相互作用　环境与人息息相关、相互依存、相互作用，任何人都无法脱离环境而生存。随着现代社会高新技术的发明和利用，人类对环境的开发、利用和控制能力大大提高。与此同时，资源的过度开发、生态失衡、空气与水污染、噪声污染、化学制剂的滥用等对人的健康造成了损害。在人类所患疾病当中，不少与环境中的致病因素有关。保护和改善环境是人类为生存和健康而奋斗的主要目标。因此，护理人员应掌握有关环境与健康的知识，为服务对象创造良好的休养环境以恢复和增进其健康，并广泛宣传，做环境保护的卫士。

（四）护理

护理（nursing）的概念是随着护理专业的形成、发展而不断变化、发展的。南丁格尔认为"护理是科学和艺术的结合"。1859年，她在《护理札记》中写道："护理应从最小限度地消耗患者的生命力出发，使周围的环境保持舒适、安静、美观、整洁、空气新鲜、阳光充足、温度适宜，此外还要合理地调配饮食。"

1966年，护理理论家韩德森在《护理的本质》中指出："护士的独特功能是协助患病的或健康的人，实施有利于健康、健康的恢复或安详死亡等的活动。这些活动，在个人拥有体力、意愿与知识时，是可以独立完成的，护理就是协助个人尽早不必依靠他人来执行这些活动。"

1980年美国护士协会（ANA）公布了护理的定义：护理是诊断和处理人类对现存的或潜在的健康问题的反应。

2003年，ANA更新护理的定义：护理是通过诊断和处理人类的反应来保护、促进、优化健康的能力,预防疾病和损伤,减轻痛苦,并为受照护的个体、家庭、社区及特定人群代言。这一定义较好地表达了护理学的科学性和独立性,也阐明了护理与健康的关系,目前被大多数国家的护理学家认同和采用。

虽然不同时期人们对护理概念的表述各不相同,但护理所具有的一些基本内涵却从未改变。

1. 护理是助人的活动　护理是助人的活动,其目的在于恢复、维持和促进人们的健康。

2. 照顾是护理的核心和永恒的主题　纵观护理发展史,无论是在什么年代,也无论以什么样的方式提供护理,照顾(患者或服务对象)始终是护理人员工作的重心与职责。

3. 护理必须应用科学的方法——护理程序　护理活动是一个过程,这个过程由评估、诊断、计划、实施和评价这一系列有序的步骤组成,通过该步骤,科学地解决患者的健康问题。护理工作者将这些步骤固定为护理工作的过程或程序,即护理程序。

4. 人道主义是护理的灵魂　护士是人道主义忠实的执行者。在护理工作中提倡人道,要求护理人员视每一位服务对象为具有人性特征的个体,具有各种需求的人,从而尊重个体、注重人性。

人、环境、健康和护理 4 个基本概念之间是相互关联、相互作用的。4 个概念的核心是人,人是护理的服务对象,护理实践是以人的健康为中心的活动,护理对象存在于环境之中并与环境互为影响,健康即为机体处于内、外环境平衡,多层次需要得到满足的状态。护理的任务是创造良好的环境并帮助护理对象适应环境,从而达到最佳的健康状态。

二、整　体　护　理

(一)整体护理的概念

整体护理是以人为中心,以现代护理观为指导,以护理程序为基本框架,将护理临床和护理管理的各个环节系统化的模式。整体护理概念的提出标志着当代护理思想与观念的重大变革,极大地丰富和完善了护理学的理论体系。

(二)整体护理的特征

1. 以现代护理观为指导　现代护理观认为护理应以人的健康为中心,护理对象不仅是患者,也包括健康人。除了在医院提供护理服务,护理人员还应深入到家庭和社区,为健康人提供基本的保健工作。

2. 以护理程序为核心　护理程序包括护理评估、护理诊断、护理计划、护理措施的实施、护理效果的评价与反馈。整体护理以护理程序为基本思维和工作框架,为护士科学地认识问题、发现和解决问题提供了工作方法。

3. 以独立地为护理对象解决健康问题为目标　整体护理是护士工作方式转变的一个指导思想,让护士能独立地、积极主动地评估和了解患者的健康问题,学会从护理角度独立思考和解决人群的健康问题,能将护理理论运用于服务对象身上,帮助他们恢复健康或促进其健康的发展,这些充分显示出护理专业的独立性和护士的工作价值。

4. 注重护患合作　整体护理要求考虑到服务对象的家庭和所处的社会环境对个体的影响,因此强调重视护患合作,通过健康教育方法来提高服务对象及其家人的健康意识和维护健康水平的能力。

(三)整体护理的思想内涵

整体护理是当前我国护理学理论与实践发展的重要特征,作为现代护理学的主导思想,其丰富的内涵可以从对人、健康、护理、环境的认识来加以把握。

1. 整体护理中的人　人是护理的服务对象,是由生理、心理、社会、精神、文化等多方面因素所组成的整体。服务对象不仅指个人,还包括家庭、社区乃至全社会。护理的最终目标是提高全人类的健康水平。对人的护理应该贯穿于人的成长与发展全过程，即人的一生，从胚胎到死亡都需要护理，主要包括围生期护理、新生儿护理、儿童护理、成人护理、老年护理及临终关怀等。

2. 整体护理中的健康　人的健康与疾病是相对的、连续的、动态变化的，护理服务应贯穿于健康与疾病的全过程。

3. 整体护理中的护理　在整体护理观念中将护理工作视为一个整体，从护理教育、护理科研、护理管理、护理质量评价等方面全面考虑护理工作问题，并通过科学的护理决策进行调整，使其保持平衡状态。

4. 整体护理中的环境　将服务对象和护理人员所处的环境视为一个整体，从政治、经济、社会、法律、科学、文化等方面加以考虑。注重服务对象和护理人员与环境之间的相互作用和影响，并通过科学的护理决策方法进行调整，使其保持平衡状态。

（王连艳）

扫一扫，测一测

？ 复习思考题

1. 护理学的任务是什么？

2. 护理的工作方式有哪些？在临床工作中应如何运用？

3. 试述人、环境、健康、护理相互之间的关系。

4. 患者，男性，58岁，因腹胀6年，黑便3d，呕鲜血2h于16：00急诊入院。诊断：酒精性肝硬化失代偿期食管-胃底静脉曲张破裂出血。办公护士将其安排在离护士站较近的单人病房。责任护士为其制订了护理计划。治疗护士遵医嘱给予抑酸、止血、保肝、抗感染、补液等药物对症治疗。当晚22：00，夜班护士发现患者出现间断躁动，沟通障碍，呕吐暗红色血液约50ml，遵医嘱给予复方氨基酸（3AA）、门冬氨酸鸟氨酸静脉滴注，乳果糖灌肠，并安慰患者，密切观察其意识和生命体征变化。次日，患者转为昏迷状态，无法唤醒，责任护士修订了护理计划，加强了基础护理、出血护理、安全护理和病情观察。第7日，患者意识清楚，病情好转，情绪稳定。责任护士嘱其戒烟、戒酒，避免进食刺激性食物、药物，保持排便通畅，保持乐观平和的心态，并为其提供消除出血诱因、识别出血征象、处理出血的应急方法等指导。

问题：

（1）上述情景体现了何种护理工作方式？

（2）上述情景体现了护理学的哪些任务？

（3）上述情景体现了哪些护理工作内容？

第三章　护士素质与行为规范

PPT课件

知识导览

学习目标

1. **掌握**　现代护士应具备的职业素质和护士行为规范。
2. **熟悉**　护士的语言行为和非语言行为。
3. **了解**　素质、行为规范的概念。

　　护理学科要发展，关键在于护理人才，而人才的培养，重在素质。在护理工作中，护士素质和行为规范与医疗护理质量有着密切的关系。素质决定着护士对待护理工作的根本态度，直接影响护理工作的质量和效果。护士要适应整体护理，要体现护理服务的艺术与科学，保证高质量的护理，必须有较高的素质。

第一节　护士素质

一、素　　质

　　素质是心理学的专门术语，是指一个人较稳定的心理特征，包括先天和后天两方面。先天自然性的一面，是指人的机体与生俱来的某些特点和原有基础，即先天形成的形态结构、感觉器官和神经系统等，特别是大脑结构和功能上的一系列特点；而后天社会性的一面，是指通过不断地培养、教育、实践锻炼、自我修养而获得的一系列知识技能、行为习惯、文化涵养与品质特点的综合。

　　护士素质是指在一般素质基础上，结合护理专业特点，对护士提出的特殊素质要求。它不仅体现在仪表、风度、言谈举止等外在形象上，更体现在护士的道德品质、业务能力等内在素养上。南丁格尔曾经说过："人是各种各样的，由于社会、职业、地位、民族、信仰、生活习惯与文化程度的不同，所患的疾病与病情也有差异，要使千差万别的人都能达到治疗康复所需要的最佳状态，这本身就是一项最精细的艺术。"因此，不断提高护士的职业素质，既能顺应社会和护理工作的需要，又能充分实现个人的人生价值。

二、现代护士应具备的职业素质

（一）思想道德素质

　　护士的思想道德素质是基础，没有正确的道德观，就不可能有正确的事业观。思想道德素质包括政治态度、思想品德、道德情操三方面。

　　1. 政治态度　热爱祖国，热爱人民，热爱护理事业，有民族自尊心和正义感；勇于创新进取，能够面对现实，展望未来，追求崇高的理想。

2. 思想品德　护士应有较高的慎独修养,追求人类的健康幸福;正确认识护理工作的价值和意义,具有为人类健康服务的奉献精神;应有吃苦耐劳的精神和严肃认真的态度,能克服个人困难,必要时放弃个人利益。

> ### 思政元素
>
> **慎　独**
>
> 　　慎独,是指一个人在自处无人注意时,也能够谨慎律己,自我克制。慎独,既是一种道德修养原则,又是一种自我修养方法。
>
> 　　慎独是护士在没有任何外在监督时,仍能非常谨慎,严格要求自己,对各项本职工作一丝不苟,尽职尽责,不做任何有损患者利益的事。护理工作关乎患者的生命与安全,合格的护士不仅仅会因院查、夜查、领导查等等的监督约束自己,更能在日常工作中做到细致入微。
>
> 　　护士的慎独修养,不仅体现在工作之时,还体现在闲暇之余;不仅要在公众场合做好榜样,发挥表率作用,而且在独处的场合也要严格要求自己,不做违法违纪的事情。只有从一点一滴做起,于"无人见处"下功夫,才能够坚持纯洁的护士职责;唯有时时刻刻想着为民办实事,不断提高自身修养,才能做一名党和人民信任的护士。

3. 道德情操　护理工作维系着人们的生命健康与千家万户的幸福。因此,现代护士理想的人格情操应是①自尊、自强、自制和自爱;②刻苦钻研业务,勤奋学习;③有高度的社会责任感和爱护生命的淳朴情怀;④自知、自爱,正视自己在能力、品质和行为方面的优缺点,力求不断完善自我。护士应敬业、乐业、忠于职守、救死扶伤、廉洁奉公,实行社会主义、人道主义。

(二)科学文化素质

1. 基础文化知识　现代护理学要求护士应具有一定的文化素养、外语应用能力和计算机应用能力,以便更好地适应护理学科的发展,更快地接受新理论、新技术、新方法,为终身学习奠定良好的基础。

2. 人文科学及社会科学知识　护理学无论是在学科理论的完善与提高方面,还是在工作内容与范围的转变与扩大方面,都需要人文科学与社会科学知识,如哲学、伦理学、心理学、美学、政治经济学、社会学、统计学等的充实和支撑。

(三)专业素质

1. 专业知识　作为现代护理工作者,除应具备扎实的基础文化知识及人文、社会科学知识外,还应掌握坚实的医学基础知识、临床医学知识、护理专业知识和护理实践技能,只有这样才能为患者提供良好的身心健康服务。

2. 专业能力

(1)规范的操作技能:护理技术操作是临床护理工作中重要的组成部分,护理操作通常是直接或间接作用于人体,因而护士对各项操作必须做到规范、熟练。

(2)敏锐的观察能力:在护理实践中,患者病情及心理状态是复杂多变的,有时患者身体或心理的微小变化,却是某些严重疾病的先兆。护士只有具备了敏锐的观察能力,才能尽早发现这些变化,做到防患于未然。

(3)较强的综合分析问题与评判性思维能力:护理学是一门应用性很强的科学,在护理实践中注重应用护理程序的工作方法,解决护理对象现存或潜在的健康问题,这就要求护士依据自身专业知识,根据护理对象的具体情况分析问题,以创造性地解决护理对象的健康问题。

(4)机智灵活的应变能力:护理的服务对象是人,而人的心理活动与个性特征是千差万别的,同样的护理方法、同样的护理语言与态度,可能对一个患者有效,对另一个患者就不起作用。

因此,在护理工作中护士应做到灵活机智,言行要有针对性,以求最大限度地满足患者的需要。

(5)终身学习和科研创新能力:为适应现代医学模式的转变,护士要不断关注护理学科新的发展和变化,养成终身学习的良好习惯。在护理工作中不断积累经验,不断钻研进取,提高自身科研和创新能力。

(6)人际交流的能力:有效的人际交流是建立良好护患关系的基础。护士应掌握人际交流的知识,运用人际交流的技巧,与患者建立良好的护患关系,满足患者恢复、维持健康的需求。

(7)协调、管理的能力:护理工作涉及面广、繁杂多样,服务性强,护士必须树立整体观念,发扬团结协作的精神,学会周密计划、疏通协调的工作方法。护士之间、医护之间应互相尊重、支持,主动配合,保证工作质量,提高工作效率。

(四)身体、心理素质

1. 身体素质　护士应具有健康的体魄、文雅大方的仪表、端庄稳重的举止、整洁美观的着装,精力充沛,朝气蓬勃。

2. 心理素质　护士应有健康的心理,乐观、开朗、稳定的情绪,宽容、豁达的胸怀。具有高度的同情心和感知力,较强的适应能力,良好的忍耐力和自控力。

护理工作是高尚而平凡的。素质的形成是一个长期培养的过程,每位护士应刻苦学习,不断提高和完善自己,端正从业动机,把事业需要和社会需要放在首位,使自己所从事的工作具有稳定性、专一性和持久性,努力使自己成为一名高素质的护士。

第二节　护士行为规范

护士作为医疗卫生服务领域的重要群体,其行为规范不同于一般的社交行为规范,有其职业的特殊性。护士美的仪容、美的行为、美的语言、美的人性,能使患者对护理服务产生安全感、信赖感和温暖感。因此,护士良好的职业形象对患者的身心健康有着积极的影响,对专业的生存与发展也有着至关重要的作用。

一、行为规范的概念

规范就是规则和标准。没有规矩不成方圆,没有规范就没有秩序。

行为规范是社会群体或个人在参与社会活动中所遵循的规则、准则的总称,是社会认可和人们普遍接受的具有一般约束力的行为标准。包括行为规则、道德规范、行政规章、法律规定、团体章程等。

职业行为规范是建立在组织文化基础之上的,对全体成员都具有引导、规范和约束的作用。引导和规范全体成员可以做什么、不可以做什么、应该怎样做,是社会和谐重要的组成部分,是社会价值观的具体体现和延伸。

二、护士行为规范的内涵

(一)护士的语言规范

语言是人与人之间进行感情和信息交流的工具,它能迅速地、清楚地将信息传递给对方。语言受文化背景、教育水平、逻辑思维和情绪等多种因素影响,它是个人的知识、阅历、才智、教养和应变能力的综合体现。在护理实践中,语言交流广泛存在于护患之间、医护之间、护护之间等。其中护患之间的有效沟通主要是建立在护士对患者真诚相助的态度和彼此理解的语言上。

护士应估计患者受教育的程度及理解能力,选择合适的语言表达方式。

1. 护士用语的基本要求　护士在护理工作中应针对不同的对象、场合和时间使用不同的语言,把握语气、音调和感情色彩,表现出良好的自身职业素养。

(1)语言的规范性:护士的语言应语气温和、语词清晰、措辞准确、音量适中、快慢适宜、内容严谨、意思明确、思想高尚、符合伦理道德原则。以普通话为主,适当辅以地方话或方言,尽量避免使用患者难以理解的医学术语。

(2)语言的礼貌性:文明礼貌的语言是滋润人际关系的雨露,是沟通的桥梁,是一个人良好素质的具体体现。患者和护士在人格上是平等的,护士说话文明礼貌,态度亲切热情,能体现出对患者的尊重和理解,患者会感到温暖与安慰,同时也能赢得患者对护士的尊重。相反,护士如果态度冷淡,甚至恶语伤人,会损伤患者的自尊心,损害患者的利益,影响护患关系的建立。

(3)语言的情感性:情感是护士与患者的纽带。俗话说"良言一句三冬暖,恶语伤人六月寒"。护士在与患者交谈中,应语言温柔、态度诚恳,同情与爱护患者,做到真挚、热情、稳重。护理人员在工作中应充分体现出人道主义精神、救死扶伤精神。

(4)语言的保密性:护患关系应建立在平等、尊重、真诚的基础上。在医疗护理过程中,护士要尊重患者的知情权,实事求是地向患者解释病情和治疗情况,但面对的患者情况差异较大,不同患者对相关问题的敏感性和承受力不同,护士应根据不同的对象区别对待。有的可直言相告,有的需委婉含蓄,以避免超过某些患者心理承受能力而造成负面影响。此外,护士必须尊重患者的隐私权,凡是涉及患者隐私的情况,如生理缺陷、性病、精神病等患者不愿他人知晓的个人健康信息,护士要予以保密;对患者不愿讲述的内容不能过分追问。

(5)语言的治疗性和暗示性:语言具有治疗性作用,是进行心理护理的工具,充满爱心、关心的语言能使患者感到亲切、安慰,帮助患者树立战胜疾病的信心,有利于康复。语言的暗示性具有双重作用,即治疗性和致病性,它不仅影响人的心理和行为,而且能引起人的生理、病理变化。鼓励性、表扬性语言能起到治疗疾病的暗示性作用。但若暗示性语言使用不当,也能致病。所谓"医源性损伤",其病因之一就是医护人员的不良话语所引起的暗示作用。护士在日常工作中须随时注意自己的语言对患者所起到的作用,充分使用对患者有正面影响的暗示性语言。

2. 护理工作中的日常用语

(1)招呼用语:如"您好""请""请稍候""劳驾""打搅了""谢谢"等,对患者的称谓要有分寸、有区别,可视其职业、年龄、性别而选择不同的称呼,如"老师""老大爷""小朋友""女士""先生"等,让人感觉到亲切、温暖、无拘束。不可用床号代替称呼。

(2)介绍用语:患者来到医院,面对陌生的环境,会产生孤独感和不安全感,护士要礼貌地自我介绍,如"您好,我是×××,是您的责任护士,您可随时与我联系""请允许我为您介绍"。

(3)安慰用语:护士常会遇到患者处于各种痛苦的状况,适时、恰当的安慰能有效地帮助患者。用温和的声音,使用安慰用语,表达真诚的关怀,使患者感觉亲切,获得依靠感,产生信赖感。

(4)征询用语:一般在患者需要帮助或需要取得其同意时使用,如"您需要我帮忙吗""我能看一下注射部位吗"等。护士主动征询患者意见或需求,并及时给予解决,会使患者感受到家庭般的温暖。

(5)电话用语:接听电话应及时,应答态度要谦和,自报受话部门,如"您好!这里是呼吸内科病室,请讲……"。给对方打电话时,时间要适宜,接通电话后首先要自报家门并有称呼,如"您好!我是×××,请找×××医生接电话好吗?谢谢!"同时应避免通话时间过长,使对方产生"疲劳感"。

(6)迎送用语:新患者入院时,护士应主动、热情接待,表示尊重与接纳,使患者感受到真诚的关怀,应主动接过患者携带的物品,礼貌地了解患者的姓名,安置合适的床位,并护送患者到床边,热情向患者介绍相关事宜。患者出院时,护士应送到病房门口,用送别的语言与患者告别,如"请注意休息""请按时服药""请多保重""请定期复查"等。让患者感觉亲切、温暖,以增强其战胜疾病的信心,促进其早日恢复身心健康。

3. 护理操作中的解释用语 在临床护理实践中,护士为患者进行任何护理技术操作,如注射、洗胃、灌肠、导尿时,都应清楚、准确地向患者解释,以尊重患者的权利。有效的解释能促进患者对护理行为的理解,让患者感到放心,从而增强患者的合作意愿。

护理操作解释用语可分三部分:操作前解释、操作中指导和操作后嘱咐。

(1)操作前解释:包括①交代本项操作的目的,征得患者同意;②简述操作方法及操作过程中患者将会产生的感觉;③了解患者对该项操作的态度及愿望,明确告知其操作过程中可能产生的不适,必要时承诺采用熟练的护理技术,尽可能减轻或避免这种不适;④交代患者应做的准备工作。

(2)操作中指导:包括①操作过程中具体地指导患者配合方法,如深呼吸、放松腹部等。②应用鼓励性语言,增强患者信心;应用安慰性语言,转移其注意力,减轻或消除患者的紧张和不安。

(3)操作后嘱咐:包括①及时询问患者的感觉,了解操作的效果;②交代操作后的注意事项;③感谢患者的合作。

(二)护士的非语言规范

非语言沟通是一种伴随语言,具有较强的表现力和吸引力,可跨越语言不通的障碍,比语言沟通更具有感染力。它是以人的面部表情、身体姿势、语气语调、手势、眼神流露和空间距离为载体来进行信息传递。在日常生活中,人们所采取的沟通方式有 60%~70% 是非语言沟通方式。在医疗护理活动中,非语言沟通在某些情况下显得更为重要。如使用呼吸机的患者、口腔手术患者等,不能采用语言和医护人员沟通,只能依靠表情、姿势等变化来表达自己的感受。因此,非语言沟通是护士获取信息的重要途径。非语言沟通的主要形式包括仪表、表情、体态、触摸、距离、环境等。

1. 仪表 护士的仪表形象会影响其留给他人的整体印象。护理人员应衣着整洁、容貌修饰自然大方,这不仅是尊重患者的一种表现,同时也展现护士自身的素质,有利于护理人员在工作中树立良好的形象。

2. 面部表情 面部表情包括眉、眼、嘴及颜面肌肉的运动。面部表情是人类情绪、情感的生理性表露,一般是不随意的,又受自我意识的调控。它是了解对方情绪状态最有效的一种途径,是非语言沟通中最丰富的"语言"。护士必须善于运用和调控自己的面部表情,同时也要学会注意观察患者的表情变化,从而获得信息。

(1)目光:眼睛被称为"心灵的窗户"。目光可以准确、真实地表达人们内心极其微妙和细致的情感,具有调控作用。双方可以通过目光了解彼此是否对谈话感兴趣,是否赞成自己的观点。通过目光的接触,护士可以密切观察患者的非语言表达。护理人员用温和的眼神可使新入院的患者消除顾虑;亲切的目光可使孤独的患者得到亲人般的温暖;镇定自若的眼神可使危重患者获得安全感;而安详的眼神可使濒死患者减轻对死亡的恐惧。因此,护士在工作中要善于运用各种眼神,把对患者真诚、友善的情感通过眼神表达出来。

(2)笑容:笑容是人含笑的面容或表情。微笑是美的象征,是爱心的体现,是人际关系的润滑剂,也是护理工作岗位上的一种常规的表情。护士的职业微笑展现出对患者的真诚、亲切、关心、同情和理解。微笑服务可以为患者创造出和谐、轻松、愉快、安全和可信赖的氛围。

标准的微笑:面含笑意,但笑容不甚显著。一般情况下微笑时,不闻其声,笑不露齿。先放松面部肌肉,然后嘴角微微向上翘起,让嘴唇略呈弧形,在不牵动鼻子、不发出笑声、不露出牙齿尤其不露出牙龈的前提下,轻轻一笑。

3. 倾听　倾听是指全神贯注地接受和感受对方在交谈时发出的全部信息（包括语言和非语言的），并做出全面的理解。听是交流的一半，善于倾听的人永远是善于交流、深得人心的人。善于倾听的人能及时发现他人的长处，倾听本身也是一种鼓励方式，能提高对方的自信心和自尊心，加深彼此的感情。倾听同时也是获得信息的主要方式。认真倾听是护士对患者关注和尊重的表现，有助于护患间形成良好的关系。在倾听过程中要全神贯注、集中精力，保持目光的接触，保持适宜的距离、得体的姿势，并且不随意打断患者的谈话，不急于做出判断，可使用点头、微笑等及时对患者的叙述做出反馈。

4. 触摸　触摸是护士通过身体的某个部位与患者接触，用以补充语言沟通及向患者表达关心的一种重要的表达情感的方式，是一种最有力和最亲密的沟通语言。触摸是非语言沟通的一种特殊形式，是其他沟通方式所不能替代的。常见的触摸形式主要有握手、抚摸、拥抱、搀扶等。触摸对于改善护患关系，传递沟通中的良性信息，帮助患者康复起着重要的作用。

医护人员为患者体检时的触摸，是一种医学专业性的人体接触，是职业需要，也代表一种关怀。在护理活动中，触摸是一种重要的工具，如待产的患者诉说腹痛，护理人员轻轻触摸待产者的腹部以观察其子宫收缩的强度、持续时间以及间歇时间，是一种职业的接触，也传递了护理人员对患者的关心、理解、体贴和安慰，使产妇产生安全感。但是，触摸也有副反应。因为不同的人对触摸有不同的反应，并且有时触摸者（如护理人员）与接触体触者（如患者）对体触的理解并不一致。应用时，要考虑受者性别、年龄、社会文化背景、双方的关系、当时的情况及体触的形式等多种影响因素。

5. 空间距离　任何一个人都需要在自己的周围有一个自己把握的自我空间，它就像一个无形的"气泡"一样为自己"割据"了一定的"领域"。生物学上叫"生物安全圈"，倘若异物侵入，就会感到警觉不安。一个人必须与他人保持一定的间隔范围才能有舒适感、安全感和控制感，这个空间范围就称之为空间距离。不同的距离代表不同的人际关系。美国心理学家爱德华·霍尔将人际距离分为四类。

（1）亲密距离：指 0～0.5m 的距离，这种距离一般在两人恋爱、角斗、互相抚慰或一方保护另一方的时候使用。

（2）个人距离：指 0.5～1.2m 的距离，这种距离很少有身体接触，既能体现友好又亲密的气氛，又能让人感到这种友好是有分寸的，适用于老同学、老同事及关系融洽的师生、邻里之间。

（3）社交距离：指 1.2～3.6m 的距离，这种距离交往，彼此的关系不再是私人性质的，而是一种公开性质的，一般表达的是公事公办的态度，适用于正式社交活动或会议、彼此不熟悉的人之间。

（4）公共距离：指＞3.6m 的距离，适用于教师上课、参加演讲、做报告等。一般是公共场所陌生人之间进行的非正式交往。

护患沟通的距离，应根据患者的年龄、性别、人格特征、文化教养、病情需要及与患者的关系程度等来选择。一般来说，个人距离是护患间交谈的最理想距离。个人距离既可以在帮助关系中提供一定程度的亲近而又不会使人感到过分亲密，让患者感受到对他的关心，又不会使患者感觉别扭、不舒适。

6. 沉默的运用　沉默是留一些时间让交流的对方自由地表达思想与意见，并提供对方述说最关心的事与物的机会。恰当地运用沉默会有意想不到的效果。能给自己观察交流对象的非语言行为的机会。沉默本身也起了提示作用，希望交流对方主动提出问题加以讨论。恰当地利用沉默，可以促进交流。当患者因心理受到打击而哭泣的时候，护士保持暂时的沉默是很重要的。短暂的沉默，不仅让交流的双方重新整理自己的思路，也可以引导其进行新的思考。沉默虽然是交流的一种技巧，但一味地沉默将导致交流的对象失去兴趣，影响交流效果。

（三）护士的仪表规范

仪容即人的容貌，是自我形象中的重点，是个人礼仪的重要组成部分。护士良好的仪容是职业素养的基本要求，它既体现护士尊重患者、自尊自重的品德，又体现护士良好的敬业精神，还显示一个团体良好的组织形象。仪容美包括仪容的自然美、修饰美和内在美。

1. 护士的仪容　护士的仪容应是自然、大方、雅净、亲切、热情、安详的。要保持面部干净、清爽、无汗渍、无油污、无泪痕，无其他不洁之物。不在患者面前挖鼻孔、擤鼻涕；做到牙齿清洁、无异物，口腔无异味，在上班前忌食气味刺鼻的东西，如葱、蒜、烟、酒等；避免发出异响，如呵欠、喷嚏、咳嗽、呃逆等。

2. 护士的修饰　护士可适度修饰仪容，但要与护士角色相适应。护士佩戴的饰物应与环境和服装协调，工作时间不宜佩戴过分夸张的饰物，以少、精为原则。要及时修剪指甲，长度以不超过手指指尖为宜，不得涂彩色指甲油。可适当着淡妆，以自然、清新、高雅、和谐为宜。

3. 护士的服饰　护士的着装应以整洁、庄重、大方、适体、衣裙长短适度、方便工作为原则，并与工作环境协调一致。

（1）护士服：护士服不仅是专业的特征，更可体现护士群体的精神风貌。护士服是护士工作的专用服装，是区别于其他医疗服务人员的重要标志，它代表着护士的形象，是白衣天使的象征。护士服的款式和颜色多种多样，以白色为主，可根据不同的科室特点进行选择。如儿科选用粉红色、手术室选用淡蓝色、急救中心选用浅绿色等。着护士服要注意以下几点：①护士服为职业装，上班时穿护士服是护理工作的基本要求，非上班场合不宜穿护士服，以示严谨；②着护士服时应同时佩戴标明其姓名、职称、职务的工作牌；③护士服应经常换洗，保持平整，忌脏、皱、破、乱等；④护士服的样式应以简洁、美观、穿着得体和操作活动自如为原则，同时注意与其他服饰的搭配与协调。

（2）护士帽：护士帽是护理人员的职业象征，护士帽有两种：燕帽和圆帽。戴燕帽时，如果护士是短发，要求前不遮眉、后不搭肩、侧不掩耳；如果护士是长发，应梳理整齐盘于脑后，发饰素雅端庄。燕帽应平整无折并能挺立，应距离发际 4～5cm，戴正戴稳，高低适中，用白色发卡固定于燕帽后，发卡不得暴露于帽的正面。戴圆帽时，头发应全部遮在帽子里面，前后左右都不外露头发，边缝置于脑后，边缘整齐。

（3）护士鞋和袜：护士鞋以白色或米色平跟或小坡跟为宜，行走时防滑、无响声。鞋子应经常刷洗，保持干净清洁。护士袜应以肉色或浅色为佳，袜口不宜露在裙摆或裤脚的外面。在炎热的夏季，护士应着丝袜，不可光脚穿鞋使腿部皮肤裸露，丝袜破损应及时更换。

（4）口罩：护士根据脸型大小及工作场景选择合适口罩。戴口罩应端正，系带系于两耳，松紧适度，遮住口鼻，注意不可露出鼻孔。使用一次性口罩不得超过 4h。护士不应戴有污渍或被污染的口罩，不宜将口罩挂于胸前或装入不洁的口袋中。护士应先洗手，后戴口罩。

总之，护士在工作中，应以美好的服饰礼仪展现护士的外在美，以良好的服务体现护士的内在美，使患者得到美的熏陶，给患者以鼓舞和力量，以利于患者积极配合，顺利康复。

（四）护士的举止规范

举止是指人们在活动或人际交往中所表现出的各种姿态。护士在工作中，其一举一动、一颦一笑都可以带给患者一定的信息。因此，每一位护士都应保持规范而优雅的行为举止。护士的动作姿态应舒展大方、活泼、健康、有朝气。护士的基本姿态包括站姿、坐姿、行姿、蹲姿、端治疗盘、持病历夹、推治疗车等。

1. 站姿　又称立姿、站相，是人在站立时所呈现的姿态，是人最基本的姿势，也是其他一切姿势的基础。良好的站姿能衬托出优雅的气质和风度，给人以庄重大方、精力充沛、蓬勃向上的印象。

（1）正确方法：护士站立时，头部端正，微收下颌，颈部挺直，面带微笑，目视前方；挺胸收腹，两肩平放、外展放松，立腰提臀。两臂自然下垂，双手相握在腹部脐位置；两腿并拢，呈 V 形，或两脚呈"丁"字步。全身既挺拔向上，又随和自然。

（2）注意事项：包括①站立时不能头偏肩斜、胸凹腹凸、臂曲背弓、翘臀屈膝，不能倚靠在墙或椅子上；②双腿不能叉开过大，站立过久疲惫时，可稍微调整站立姿势，双腿适当分开多一些，双腿叉开过大或双腿交叉均不美观，会让人觉得轻浮，影响形象；③手脚不能随意乱动，如玩弄衣服、听诊器等，咬手指甲，用足尖乱点乱划，蹭痒，脱下鞋子等有失仪态的庄重，是站姿时需要禁忌的；④站立过久时，在条件允许的情况下，可坐下休息片刻，忌站没站相，随意倚、扶、靠、蹬、跨等，显得自由散漫、无精打采。

2. 坐姿 即人在就座之后所呈现的姿势。护士的坐姿应体现端庄、稳重、文雅、舒适的感觉。

（1）正确方法：正确的坐姿应该是臀部位于椅面前 1/2～2/3 的位置，上身端庄挺拔，两腿并拢，两脚自然着地，并向自己身体靠近，肩臂放松，双手自然交叉或相握并轻轻置于大腿上。

（2）注意事项：包括①坐姿忌头部不正，仰头靠在椅背上，或低头注视地面，摇头晃脑，左顾右盼。②上半身不能过分前倾、后仰、歪向一侧，或是趴向前方、两侧。③双手不能端臂、抱于脑后，或将肘部支撑桌上，或双手夹在大腿中间；不能双腿敞开过大，或高跷二郎腿，或两腿伸开，反复抖动不止，或骑跨在座位上。④脚不能抬得过高，或脚尖朝上，摇荡不止；或将脚架到自己或他人的座位上。

3. 行姿 又叫走姿或行进姿势，是人们在行走时所表现的具体姿势，是站姿的延续，即在站姿的基础上展示人体动态的姿势。良好的行姿应该是"行如风"，即轻盈、敏捷。

（1）正确方法：正确的行姿应是两眼平视，面带微笑，步履自然轻盈，抬头、挺胸收腹、肩放松，有节奏。行进时目标要明确，脊背和腰部伸展放松。注意行走时移动的中心在腰部，而不是脚部。膝盖和脚踝应轻松自如，脚尖正对前方，脚跟先着地，通过后腿将身体的重心移送至前脚，促使身体前移。在行进的过程中，双肩保持平稳，避免摇晃，两手臂自然、有节奏地摆动，摆动的幅度在 30° 左右最好。行走有节奏感，避免在短时间内速度时快时慢。

（2）注意事项：包括①行走时不能目光游移不定，左顾右盼（如走路时低头，眼睛注视地面或走路时东张西望，反复回头注视身后）。②行走时双足尖不能朝内或外，形成"内八字"或"外八字"；身体不能左右晃动，行走不成直线，或扭腰摆臀，左右大幅度甩手。③行走时不能打闹、嬉笑；不能边走边吃零食，随地吐痰；不能相互依偎、勾肩搭背，或手插衣兜，显得过于随便，影响护士职业形象。

4. 蹲姿 是由站立的姿势转变为双腿弯曲，身体高度下降的姿势。它是在某些特殊情形下采取的暂时性姿势，时间不宜过长，以免引起不适，如整理工作环境、捡拾地面物品时使用。

（1）正确方法：一脚在前，一脚在后，两腿靠紧下蹲，前脚全脚掌着地，小腿基本垂直于地面，后脚脚跟抬起，前脚掌着地，臀部要向下。

（2）注意事项：包括①禁忌在站立状态下弯腰低头拾物品；②禁忌背对他人下蹲拾物；③不要突然下蹲，不要距人过近下蹲，下蹲时最好与其他人侧身相向；④注意遮掩自己身体；⑤不要随意滥用下蹲。

5. 护理工作场景中的行为要求 在护理工作中，护士经常须手持治疗盘、推治疗车等用于特定的护理操作。在操作中，护士要做到节力、平稳、自然，姿势优美。

（1）端治疗盘

1）正确方法：身体站直，挺胸收腹，双眼平视前方，双肩放松，上臂下垂，肘关节成 90°，双手托盘平腰处，拇指扶住治疗盘中间的两侧，手掌和其余 4 指托住治疗盘的底部，重心保持于上臂，与手臂一起用力；取、放、行进平稳，不触及护士服。开门时不能用脚踢门，而应用肩部轻轻将门推开。

2）注意事项：包括①禁忌将手臂从治疗盘上方环持于身体一侧或正中，或将治疗盘紧贴胸部，或用手指抠住治疗盘内面；②端治疗盘行走遇人时，应向右侧礼让，治疗盘不可倾斜，双手五指不可伸进盘内，防止污染盘内无菌物品。

（2）持病历夹

1）正确方法：一手持病历夹中部轻放在同侧胸前，稍外展，另一手自然下垂或者轻托病历夹下方。

2）注意事项：包括①禁忌用手指随便夹持病历夹，或用双手持病历夹贴在胸口，显得机械而呆板；②不能随意拿着病历夹走来走去，在患者面前不可随便乱放病历夹，持病历夹时不可做与治疗无关的事。

（3）推治疗车

1）正确方法：按照行姿的要求行走。抬头、面向前方，双眼平视，保持上身正直，挺胸收腹，腰部挺直避免弯曲，身体形成一条直线。双肩应保持平稳，两手扶住治疗车的两侧推车行走。

2）注意事项：包括①禁忌用单手推治疗车左右摇晃走，或用单手拖着治疗车走，或用治疗车直接撞击房门，或用力将治疗车推出很远等。②当护士推车与患者相遇时，应将推车推至一侧，让其先行。③进门时，先将治疗车停稳于门前，用手推开门后推车入室，然后将门关好。推车至病床前，避免推车时发出噪声。

附3-1　护士仪表姿态训练

一、训练目的

1. 掌握正确的护士仪表姿态。

2. 辨别不良护士姿态。

3. 规范护士的举止，培养良好的护士形象。

二、训练项目

1. 护士的基本姿态训练　主要包括坐姿、站姿、行姿、蹲姿。

2. 护理工作中的仪态训练　主要包括端治疗盘、持病历夹、推治疗车。

三、训练前准备

1. 用物准备　椅子、治疗盘、病历夹、治疗车。

2. 学生准备　护士帽、护士服、护士鞋。

3. 环境准备　训练室应宽敞、明亮，有能照见全身的落地镜，地面画有直线，必要时备音乐或视频。

四、训练方法

1. 站姿训练

（1）靠墙训练：要求背靠墙站立，使枕部、两侧肩胛、臀部、小腿、足跟紧贴墙面。

（2）两人背靠背训练：身高相近的两人一组，背靠背站立，使双方枕部、两侧肩胛、臀部、小腿、足跟紧贴，必要时可在相靠的几点处放纸板或卡片，以不掉下为标准来达到训练效果。

（3）顶书训练：在基本站姿的基础上，将书本放在头顶，可矫正身体不正、不稳定及左顾右盼的不良姿势。

2. 坐姿训练

（1）就座训练：从椅子左边进入，走到座位前，右脚向后退半步，双手将平工作服，轻坐于椅子上，臀部位于椅子前1/2或2/3处。

（2）坐姿训练：女护士坐定后上身自然挺拔，双脚并齐，双膝靠拢，肩臂放松，双手自然交叉或相握轻轻置于大腿上。男护士坐定后上身自然挺拔，双腿可略分开，双脚跟距离约一拳，双手放在两腿接近膝盖的部位。

（3）离座训练：离座起立时，右脚先向后退半步，然后保持上身直立站起，收回右脚，从椅子左侧走出。

3. 行姿训练

（1）起步前倾，重心在前：起步前进时，重心从足中部移到足前部，当前脚落到地面后脚离开地面时，膝关节应伸直，踏下脚时再稍微松弛，并立刻使重心前移。

（2）直线行走，柔步无声：双脚行走轨迹为一条直线，克服身体在行进中左右摇摆，步态应轻盈敏捷。

（3）脚尖向前，步幅适中：行走时应保持脚尖向前，步幅均匀，每步距离约等于一脚的长度。

（4）双肩平衡，两臂摆动：行走时双肩、双臂都应自然放松，不可过于僵硬呆板，腰部以上尽量减少动作，保持平稳，双臂靠近身体随步伐前后自然摆动，手指自然弯曲朝向身体。

4. 蹲姿训练、端治疗盘、持病历夹及推治疗车在站姿或行姿的基础上按要求训练。

五、训练步骤

1. 课堂训练

（1）教师示范：基本的站姿、行姿、坐姿、蹲姿及护理工作场景中的端治疗盘、持病历夹、推治疗车的方法，强调动作要领和注意事项。

（2）分组训练：将学生分成8～10人一组，进行分组练习。

（3）学生训练时教师应予以点评，对不规范的动作及时纠正。

2. 课余训练

（1）课余时间开放形体实训室，让学生照着镜子练习规范的护士仪表姿态。必要时可结合音乐与视频进行训练。

（2）课余时间在寝室练习站姿、行姿、坐姿、蹲姿，同学之间相互观察，相互纠正。

六、评价

对学生的行为举止评价贯穿于护理教学的全过程，并在护理操作考核中增加该项内容，使学生良好的仪表、仪态成为一种自觉行为。

（唐布敏）

扫一扫，测一测

？　**复习思考题**

1. 何为素质？现代护士应具备哪些职业素质？

2. 人际距离分哪几类？分别适用于何种场景？

3. 护士的基本站姿有哪些要求？

4. 李某，男性，59岁，因咳嗽、气促、腹胀，以慢性支气管炎、肺心病入院。入院治疗后，病情不仅不见好转，反而越来越严重。进一步检查发现患者肝功能异常，腹水加重，怀疑胆总管肿瘤。护士小张查房，开玩笑地对患者说："李师傅，你的病我们医生都没高招了。"患者听了心情郁闷，情绪极度低落，不愿意吃东西。家属气愤地说："这位护士怎么这样说话，怎么能开这样的玩笑！"请思考：

（1）护士这么说对吗？能开这样的玩笑吗？

（2）护士用语的基本要求包括哪些？

第四章 护士与患者

PPT 课件

知识导览

学习目标

1. **掌握** 现代护士角色,护患关系的概念、性质、影响因素、基本模式、分期以及促进护患关系的策略。
2. **熟悉** 患者角色特征、适应问题及影响因素。
3. **了解** 角色的概念、特征以及专科护士角色。

护士与患者是医疗卫生保健工作中的两个重要角色,二者之间围绕健康不断互动而形成的人际关系称为护患关系。良好的护患关系是护理工作得以顺利开展的前提和基础。

第一节 护 士 角 色

一、角 色

(一)角色的概念

角色原指剧本中的人物,是戏剧舞台、电影演出中的用语,20 世纪 20 年代被引用到社会心理学中,成为分析个体心理、行为与社会规范之间相互联系的专业术语。在社会心理学看来,角色是指处于一定社会地位的个体或群体,在实现与这种地位相联系的权利和义务中所表现出的符合社会期望的行为与态度的总模式。换言之,角色是人们在现实生活中的社会位置以及与之相应的权利、义务和行为规范的总和。

(二)角色的特征

1. 客观性 任何一种社会角色的产生和存在,都是一定社会文化、历史积淀的结果,是社会生产和生活发展的产物。脱离社会客观需要的"角色"在现实生活中是不存在的。

2. 职能性 角色是社会对个体职能的划分,它指出个体在社会活动中的地位,在社会关系中的位置,以及在人际交往中的身份。每个社会角色都代表着一套社会行为标准。

3. 扮演性 角色是一个抽象的概念,必须由个体来承担。个体在扮演某一社会角色时,必须对该角色有良好的认知,才能履行好自己的角色功能,否则,就会对自己的角色行为是否规范、角色扮演是否适宜失去判断。

4. 对应性 任何角色都不是孤立的,都有与之互补的角色存在。社会学把这些相互对应而存在的社会角色称为"角色伴侣"。比如学生与教师、妻子与丈夫、护士与患者等互为角色伴侣。

5. 多重性 在社会生活中,每个人都是一个角色的综合体或复合体,同时扮演着多种角色,这些角色又与更多的社会角色相联系,形成复杂的角色关系。在不同的角色关系中,个体会因其对象不同,而扮演不同的角色,承担不同的责任,表现不同的功能。

6. 更替性　由于社会、工作、生活的需要,个体在扮演角色时并不总是固定在某种社会结构、位置上的,而是随时在更换自己的角色。比如下班回家就要从职业角色变换为家庭成员角色。

二、现代护士角色

护士是经注册取得执业证书,依法从事护理活动,履行保护生命、减轻痛苦、增进健康职责的卫生技术人员,是卫生保健服务的供给者。护士角色是指从事护理职业的个体所应具有的角色人格和职业行为模式。这种模式起源于职业要求,并随着社会的变迁而变化。20世纪50年代以来,随着医学模式的转变、护理学科的发展、人们对卫生保健需求的增加,护士的角色职责日益多元化、角色内涵日益丰富。

1. 照顾者　这是护士最基本又最重要的角色。当人们因疾病等原因而出现自理受限时,护士的主要任务就是帮助患者满足基本需要,提供包括日常生活照顾在内的专业护理服务,直到患者恢复自我护理能力,比如协助患者维持呼吸、进食、排泄,维持水、电解质平衡,缓解疼痛,预防和控制感染以及进行心理疏导等。

2. 计划者　护士运用专业理论、知识和技能,按照护理程序的要求,全面评估患者,发现并诊断其健康问题,确定护理目标,为患者制订符合病情和需要的整体护理计划,是患者护理活动的计划者。

3. 管理者　每一个护士都是护理管理的参与者和实践者。普通护士须对患者的护理计划执行情况加强管理,提高工作效率,为患者提供优质的护理服务。护士长、护理部主任等须对护理资源进行合理分配和利用,营造良好的护理工作环境,调动护士的工作积极性,提高工作质量,实现组织目标。

4. 协调者　护士在临床工作中需要与有关人员进行联系,维持有效的沟通,使诊断、治疗、抢救、护理等工作得以协调进行,保证患者获得高品质的整体照护。在社区护理中,卫生保健工作的涉及面更广,护士更须加强与社会各机构和有关人员的协调与配合,共同促进人群健康。

5. 教育者　护士的教育者角色包括两个方面,一是面向患者开展健康教育与指导,促进其转变健康观念和态度,形成健康的行为与生活方式;二是面向护理专业学生和新入职护士的教育培养,帮助他们正确认识护理工作的性质与特点,使其适应工作岗位的要求,促进其专业能力的提高,为护理事业延续发展储备人才。

6. 代言人　护士是患者利益的维护者,在患者不能表达自己的意愿时,有责任代其陈述,并主动维护患者的权益不受损害和侵犯,是患者的代言人。同时,护士还是全民健康利益的捍卫者,需要主动评估、报告不利于群体健康的问题和现象,积极与有关单位和部门沟通,呼吁社会重视公众健康,努力争取促进全民健康的政策支持。

7. 研究者　科研是护理专业发展不可缺少的活动,每一个护士,特别是接受过高等教育的护士,既是普通的护理实践者,也是护理科研的探索者。在做好患者护理工作的同时,要积极开展护理研究,并将研究成果加以推广应用,指导、改进护理实践,提高护理质量,促进专业发展。

三、专科护士角色

当今社会,科技日新月异,医学迅猛发展,卫生服务需求空前扩大,护理事业呈现出技术高新化、管理科学化、服务特色化、科研多元化、教育高学历化的专业化发展趋势,培养和使用专科护士成为社会对卫生保健事业的新需求。

（一）专科护士的概念

专科护士是指在某一特定护理专业领域里，具有专家型护理技术及广博而扎实的专科知识，完成专科理论学习和临床护理实践，并通过认证机构考核认定合格的注册护士。专科护士是在护理专业化进程中形成和发展起来的能向患者直接提供高质量护理服务的临床护理工作者。

（二）专科护士的发展

20世纪50年代，专科护理在美国起源。经过半个多世纪的发展，美国形成了比较完整的专科护士培训和认证体系。1995年，我国香港开始培养专科护士。2001年，香港制订并颁布了专科护士工作标准及相应的工作职责。2002年，中华护理学会与香港危重症护士协会合作，举办全国ICU专科护士培训班。随后，全国各地大力开展专科护士的培养，促进了专科护理的快速发展。目前，我国已在重症监护、血液净化、伤口/造口/失禁、急诊急救、手术室、器官移植、肿瘤、老年科、麻醉科、呼吸、心血管、糖尿病、消化科、中医科、精神卫生、营养支持、骨科、眼科、耳鼻咽喉头颈外科、产科、助产、新生儿、儿科、口腔、康复、安宁疗护、传染病、静脉治疗等专科领域培养了一批专业化临床护理骨干。实践证明，专科护士在减少患者住院时间、减少医疗并发症、降低住院费用、提高患者对护理的满意度等方面发挥着重要作用，是极其富有价值的护理人力资源。

知识链接

高级实践护士

高级实践护士（advanced practice nurse，APN），是对从事高级护理实践活动的护士的总称。

美国将APN角色分为四种类型：

1. 开业护士　能独立开处方，并对常见疾病及损伤进行诊断及治疗。

2. 临床护理专家　为服务对象提供各种身心保健护理服务，同时从事咨询、研究、教育及管理工作。

3. 持证助产士　主要在医院、分娩中心及家庭，为妇女提供妇科保健，为危险性较低的产妇提供助产服务。

4. 持证注册护理麻醉师　主要从事各种手术的麻醉及其他麻醉护理。

（三）专科护士的角色定位和职责范围

明确的角色定位和职责范围是保障专科护士充分发挥自身作用的重要前提。

1. 专科护士的角色定位　专科护士作为各专业领域的护理技术骨干或带头人，主要承担临床实践者、管理者、咨询者、教育者和研究者等角色。

（1）临床实践者：是专科护士最核心的角色，主要为疑难、复杂病例直接提供高品质的护理。

（2）管理者：利用系统的考核与检测等，保持和改善护理服务质量。

（3）教育者：面向临床护士开展继续教育，提升护理队伍的专科护理整体水平；面向患者及家属开展健康教育，提高其健康管理能力。

（4）咨询者：根据专科特性，提供护理意见，发挥自己在该领域的专家学术指导作用。

（5）研究者：利用自身的专业知识和技能，根据学科发展方向，进行护理研究。

2. 专科护士的职责范围　负责疑难重症患者护理；承担护理会诊及参与多学科诊疗团队工

作；根据患者需求开设专科护理门诊；负责专科培训与专业指导；开展临床护理研究，探索技术创新与改进；提出专业建议和意见，提升和完善专科护理工作等。

第二节　患者角色

患者是指患有疾病、忍受疾病痛苦的人。患者角色又称患者身份，是社会对一个人在患病时的权利、义务和行为所做的规范。

一、患者角色特征

美国社会学家塔尔科特·帕森斯（Talcott Parsons）在 The Social System 一书中将患者的角色特征概括为以下四个方面：

1. 社会角色职责的免除或部分免除　患者可以免除或部分免除其日常的角色行为和所承担的社会职责，即可从正常的社会角色中解脱出来。患者的社会职责免除程度，取决于其所患疾病的性质、严重程度、责任心以及支持系统所能提供的帮助。

2. 患者对其陷入疾病状态没有责任　疾病是不以人的意志为转移的，是个体无法控制的事情，患者对其陷入疾病状态是无能为力的、是没有责任的，他们需要受到照顾，也有权利获得帮助。

3. 患者有恢复健康的责任　患病会降低个人的生活质量，增加家庭的负担，影响社会的发展，是不适的、痛苦的、不利的。而拥有健康是全社会共同的期望，维持健康是每一个人的责任。因此，患病后，个体应积极寻求医疗、护理帮助，尽快恢复健康，履行健康第一责任人职责。

4. 患者有配合医疗和护理的义务　在疾病治疗和护理方面，患者应当尊重医生和护士的专业决策，与其密切合作，共同解决疾病带来的健康问题，争取尽快康复。

二、患者角色适应中的问题

患者角色适应是指患者的行为与患者角色的制定模式相符合。在现实生活中，人们从病前的社会角色向病后的患者角色转变或从病后的患者角色又重新回归社会角色时，常常会出现许多心理和行为上的问题。主要表现有：

1. 角色行为冲突　是指个体在适应患者角色的过程中，与其患病前的各种社会角色发生心理冲突而引起行为的不协调，表现为患者不愿或不能放弃原有角色行为。

2. 角色行为缺如　是指个体没有进入患者角色，意识不到或不承认自己是患者，不能很好地配合医疗和护理。

3. 角色行为强化　是指个体应该由患者角色转变为正常的社会角色时，仍安于患者角色，产生退缩和依赖心理，表现为害怕出院、害怕离开医护人员，对正常生活缺乏信心，或借生病逃避某些责任。

4. 角色行为消退　是指个体已经适应了患者的角色，但由于某种原因，不得不放弃患者角色，重新承担本应免除的社会角色的现象。

5. 角色行为异常　患者受病痛折磨，出现悲观、失望等不良心境，导致行为异常，出现攻击性言行、病态固执、抑郁、厌世甚至自杀等。

三、影响患者角色适应的因素

　　角色转变是一个由失去原有社会心理平衡到建立新的社会心理平衡的适应过程,对于患者来说,适应患病角色的速度与程度,取决于以下因素的综合影响。

　　1. 自身状况　如患者的年龄、性别、文化程度、生活习惯、职业、家庭经济状况等。

　　2. 疾病状况　如所患疾病的性质、严重程度、病程发展、疗效等。人们通常比较容易为急性的、显著的症状去就医并承担患者角色,对慢性的、不显著的症状则不予关心和重视。

　　3. 医疗状况　如医护人员的水平、态度、医疗环境和医院的规章制度等。

第三节　护患关系

　　护理服务过程中涉及多方面的人际关系,其中最常见、最重要的关系是护患关系。良好的护患关系不仅可以为患者提供更多的社会心理支持,而且可以减轻护士的工作压力,维护护士的身心健康。因此,建立和谐的护患关系对护士和患者都具有十分重要的意义。

一、护患关系的概述

(一)护患关系的概念

　　护患关系(nurse-patient relationship)是指在医疗护理实践过程中,护士与患者产生和发展的一种工作性、专业性、帮助性的人际关系。护患关系有广义和狭义之分。广义的护患关系是指围绕患者的治疗及护理所形成的各种人际关系,包括护士与患者、医生、患者家属及其他人员之间的关系。狭义的护患关系是指护士与患者之间在特定环境及时间内互动所形成的一种特殊的人际关系。

(二)护患关系的性质

　　护患关系与一般人际关系有着显著的不同,其独特性质如下:

　　1. 护患关系是帮助系统与被帮助系统的关系　帮助系统包括医生、护士、辅诊人员以及医院的行政管理人员;被帮助系统包括患者、患者家属、亲友和同事等。帮助系统的作用是为患者提供服务,履行帮助职责;而被帮助系统则是寻求帮助,希望满足需求。在帮助与被帮助两个系统中,护士与患者的关系不仅仅代表护士与患者个人的关系,而是两个系统之间关系的体现。

　　2. 护患关系是一种专业性的互动关系　护患关系不是护患之间简单的相遇关系,而是护患之间相互影响、相互作用的专业性互动关系。这种互动不仅仅限于护士与患者之间,还表现在护士与患者的家属、亲友和同事等社会支持系统之间,是一种多元性的互动关系。

　　3. 护患关系是一种治疗性的工作关系　治疗性关系是护患关系职业行为的表现,是一种有目标的、需要认真促成和谨慎执行的关系,具有一定的强制性。无论护士是否愿意,也无论患者的身份、职业和素质如何,作为一名帮助者,护士都有责任与患者建立良好的治疗性关系,以利于患者的疾病治疗和健康恢复。

4. 护士是护患关系后果的主要责任者 作为护理服务的提供者,护士在护患关系中处于主导地位,其言行在很大程度上决定着护患关系的发展趋势。因此,一般情况下,护士是促进护患关系向积极方向发展的推动者,也是护患关系发生障碍时的主要责任承担者。

5. 护患关系的实质是满足患者的需要 护士通过提供护理服务满足患者的需要是护患关系区别于一般人际关系的重要内容,从而形成了在特定情景下护患之间的专业性人际关系。

二、护患关系的影响因素

(一)信任危机

信任感是建立良好护患关系的基础,护士良好的服务态度、认真负责的工作精神、扎实的专业知识和娴熟的操作技术是赢得患者信任的重要保证。在工作中,如果护士态度冷漠或出现技术上的差错、失误,就会失去患者的信任,严重影响护患关系的建立和发展。

(二)角色模糊

角色模糊是指个体对自己充当的角色不明确或缺乏正确的理解和认识而呈现的状态。比如护士不能积极、主动地为患者提供帮助,或患者不积极参与康复护理、不服从护士的管理等,均可能导致护患沟通障碍、护患关系紧张。

(三)责任不明

护患关系中,责任不明主要表现在两个方面:一是患者的健康问题该由谁承担责任,护患双方意见有分歧;二是改善患者的健康状况该由谁承担责任,护患双方意见不一致。面对这两种分歧,需要护士发挥主导性作用,加强沟通,予以解决。

(四)权益影响

寻求安全、优质的健康服务是患者的正当权益。在卫生保健的过程中,如果患者不能正确认识护理服务的特殊性,始终把自己放在消费者的位置上,过度维权,经常对护理活动质疑;或者护士不能正确理解和扮演患者代言人的角色,在处理权益争议时,倾向于照顾医院或自身的利益,而忽视患者的权益,就会导致护患冲突,影响护士与患者之间的人际和谐。

(五)理解差异

护患双方因年龄、职业、经历、文化背景和生活环境等的不同,在沟通交流中容易出现理解偏差,产生矛盾,不利于人际关系的促进。

除了上述几个主要因素之外,良好护患关系的建立还受到环境因素和社会因素的影响。

三、护患关系的基本模式

根据护患双方在建立、发展和维护护患关系过程中所发挥的作用、心理方位、主动性、感受性等的不同,可将护患关系分为以下3种基本模式。

(一)主动-被动型模式

1. 指导思想 主动-被动型模式是一种传统的、单向的护患关系模式。该模式以生物医学模式和以疾病为中心的护理模式作为指导思想。

2. 护理特点 是"护士决定为患者做什么"。

3. 双方地位 在主动-被动型护患关系中,护士处于主动的、主导的地位,患者处于被动的、接受的从属地位。所有针对患者的护理活动,患者绝对服从护士的处置与安排。护患双方存在显著的心理差异。

4. 适用范围　主动 - 被动型模式适用于不能表达自己主观意志的患者,例如昏迷、休克、全身麻醉、有严重创伤、精神障碍者及婴幼儿等。这些患者部分或完全失去自理能力和正常的思维能力,无法参与表达意见,需要护士具有高度的责任心,发挥自己的主观能动性,观察、评估、判断患者的需求,使患者在这种单向的护患关系中尽快恢复健康。

(二)指导 - 合作型模式

1. 指导思想　指导 - 合作型模式是一种微弱单向的护患关系模式,该模式以生物 - 心理 - 社会医学模式和以患者为中心的护理模式作为指导思想。

2. 护理特点　是"护士教会患者做什么"。

3. 双方地位　在指导 - 合作型护患关系中,护士仍处于主导地位,决定护理方案与护理措施,并指导患者学会有关缓解症状、促进康复的方法;患者也有一定的主动性,可以向护士提供与自己疾病有关的信息,也可以对护理方案和护理措施提出意见和建议。

4. 适用范围　指导 - 合作型模式适用于急危重症、大病初愈、手术及恢复期等的患者。此类护理对象意识清楚,但病情较重、病程短,对疾病的治疗及护理了解少,需要依靠护士的指导,以便其更好地配合治疗与护理。

(三)共同参与型模式

1. 指导思想　共同参与型模式是一种双向的护患关系模式,该模式以生物 - 心理 - 社会医学模式和以人的健康为中心的护理模式作为指导思想。

2. 护理特点　是"护士帮助患者自我恢复"。

3. 双方地位　在共同参与型护患关系中,护患双方具有同等的主动性和权利,共同商定护理计划,共同参与护理措施的决策与实施。

4. 适用范围　共同参与型模式适用于慢性病患者和受过良好教育的患者。此类患者对自己的健康状况有充分的了解,把自己看成是战胜疾病的主体,有强烈的参与意识。

值得注意的是,护患关系模式并不是固定不变的,它会随着患者病情的变化从一种模式转向另一种模式。在上述 3 种护患关系模式中,指导 - 合作型模式及共同参与型模式更能发挥患者的主动性,有利于提高护理效果。因此,只要患者能表达自己的意见,护士应鼓励其共同参与护理活动。

课堂互动

患者,男性,42 岁,建筑工人。不慎从建筑架上坠落,当场昏迷,急诊入院。经抢救,患者意识恢复,但下半身失去知觉,患者情绪低落,不愿配合医疗护理。

问题:

1. 入院时患者处于昏迷状态,适合采用哪种护患关系模式对其进行护理?请分析原因。

2. 患者意识恢复后,护士应采用哪些方法和策略促进护患关系的建立?

四、护患关系的分期

护患关系是护士在为患者提供护理服务过程中形成的工作关系,其发生、发展过程与一般人际关系有着显著的不同。护患关系的形成与发展,一般分为初始期、工作期、结束期 3 个阶段。

(一)初始期

亦称观察熟悉期,是护士与患者的初识阶段。此期的主要任务是建立信任关系。护士应向患者进行自我介绍、环境介绍以及医院规章制度和相关医护人员介绍,同时,初步收集患者的生理、心理、社会、精神、文化等方面资料，了解患者的情况。患者也应主动向护士提供相关资料，为进一步治疗、护理和沟通交流奠定基础。此期，护士良好的仪表、言行和态度有利于护患之间信任关系的建立与形成。

知识链接

学会给患者一个"青苹果"

有这样一个故事：

一场突如其来的沙漠风暴使一位旅行者迷失了前进方向。更可怕的是，旅行者装水和干粮的背包也被风暴卷走了。他翻遍身上所有的口袋，找到了一个青苹果。"啊，我还有一个苹果！"旅行者惊喜地叫着。他紧握着苹果，独自在沙漠中寻找出路。每当干渴、饥饿、疲乏袭来的时候，他都要看一看手中的苹果，抿一抿干裂的嘴唇，陡然又会增添不少力量。一天过去了，两天过去了，第三天，旅行者终于走出了沙漠。那个他始终未曾咬过一口的青苹果，已干巴得不成样子，他却宝贝似的一直攥在手里。

在深深赞叹旅行者之余，人们不禁感到惊讶：一个表面上看来是多么微不足道的青苹果，竟然会有如此不可思议的神奇力量！

上述故事给我们一个启示：护理人员也要学会不失时机地馈赠给患者一个满怀信念的青苹果，帮助患者走过人生的沙漠，建立继续生存的信念。比如对治疗无望的患者，告诉他疾病治疗的新进展；对生活失去信心的患者唤起他对亲人的爱和牵挂，告诉患者还有尚未完成的事业在等待着他等等。在给患者信心和希望时，护士与患者的距离也会无形地缩小。

（二）工作期

亦称合作信任期，是护患关系中最重要的时期，是护士完成各项护理任务、患者接受治疗和护理最主要的阶段，时间跨度较大。此期的主要任务是护士与患者协商，制订并执行护理计划，帮助患者解决其健康问题，满足其康复需要；患者则积极配合护士完成护理计划，并在接受护理的同时获得有关的健康知识，逐渐达到自理与康复。此期，护士的知识、能力与态度是保证良好护患关系的基础。

（三）结束期

亦称终止评价期，是从患者康复到出院这一段时期。此期的主要任务是总结护理工作经验，保证护理工作的连续性，并圆满地结束护患关系。护患关系进入结束期，护士应做好必要的准备工作，比如护患双方对整个护患关系发展过程进行评价，了解患者对自己目前健康状况的满意度和接受程度等。同时，为患者拟定出院计划、康复计划，提供相应的健康教育指导，以保证护理工作的延续性。此期，帮助患者恢复信心，消除其对护士的依赖，是成功结束护患关系的关键。

五、促进护患关系的策略

（一）尊重患者的人格和权利

尊重患者是建立良好护患关系的前提，护士应尊重患者的人格和权利，平等地对待每一位患者，减少患者由于疾病而产生的焦虑、孤独、猜疑等心理，使患者感受到被接纳、被理解，从而增加患者对护士的信任感和依靠感。

（二）明确护患双方的角色

护士应全面、准确地认识自己所扮演的角色，认真履行角色职责，使自己的言行符合患者对护士的期待；同时，还要帮助患者理解其角色的权利与义务，分析影响患者角色转换的因素，促进患者角色适应，使其更好地配合完成治疗护理工作。

（三）维护患者的合法权益

维护患者的权益是护士义不容辞的责任。精湛的业务能力不仅可以增加患者对护士的信任，同时也是保障护患双方合法权益的重要条件。因此在工作中，护士应不断钻研业务，持续更新知识，提高自己的业务水平，主动为患者提供优质、安全的护理服务，充分维护患者的合法权益。

（四）减少护患之间的理解分歧

理解分歧往往源于沟通不畅、信息不对称。因此，护士在与患者沟通时，应注意沟通内容的准确性、针对性和通俗性，要根据患者的特点，选择适宜的沟通方式和语言。同时，注意与患者交流的深度与广度，适当将沟通内容扩展到诊疗护理信息之外的社会文化方面，以增加对患者的理解。此外，护士还应创造一种平等交流的气氛，鼓励患者提问，并及时给予反馈，以确保双方理解一致。

（五）加强护士的职业修养

护士作为护患关系后果的主要责任者，应当不断加强自身的职业道德修养，提高业务技术能力，培养稳定的心理素质，掌握娴熟的沟通技巧，保持健康的工作情绪，时刻以饱满的热情面对工作，使患者体验积极向上的氛围，从而解除护患交往中的阻抗心理，促进护患关系的良性发展。

（王连艳）

?　**复习思考题**

1. 现代护士角色包括哪几个方面？
2. 患者角色适应中常见的问题有哪些？
3. 什么是护患关系？护患关系有哪些独特的性质？
4. 影响护患关系建立与发展的因素有哪些？
5. 患者，女性，20岁，学生。因突发左侧胸痛 2h 入院，胸片示左侧气胸，肺组织压缩 50%。入院时患者意识清楚，生命体征平稳。入院后予行左侧胸腔闭式引流、防感染、镇痛等对症治疗。1周后患者康复出院。

如果你是患者的责任护士，应该如何与其建立护患关系？

ER-4-3

扫一扫，测一测

第五章　健康与疾病

> **学习目标**
>
> 1. 掌握　健康、疾病及保健的概念。
> 2. 熟悉　影响健康的因素、健康的测量指标、健康与疾病的关系。
> 3. 了解　中国卫生保健服务策略及护士在卫生保健中的作用。

　　健康与疾病是生命科学中两个最基本的概念，是人类生命活动本质、状态和质量的一种反映，也是护理理论研究的核心问题。护理人员承担着维护人类健康和提供保健服务的责任。因此，了解健康、疾病的概念和相关理论，对于宣传卫生保健知识，推动实现健康战略目标，为服务对象提供更优质的服务将会发挥重要的作用。

第一节　健　　康

　　健康是人类共同追求的目标，包含生理、心理、社会、道德等不同的层面。是人类生命存在的正常状态。护理的目标就是尽可能地使每个人达到最大限度的健康。

一、健康的概念

　　健康是一个多维的、变化的概念，在不同的历史条件下，不同的个体对健康有着不同的理解。随着医学模式的转变，人类对健康的认识也在逐步深入，其演进过程大致如下：

　　1. 健康就是没有疾病　这是一种传统的生物个体健康观。此概念是对健康的消极定义，其局限在于未能真正回答健康的实质，也没有说明健康的特征，而是将健康与疾病视为"非此即彼"的关系。

　　2. 健康是人体正常的生理、心理活动　这一观点抓住了健康的重要特征，认为人的健康不仅只是躯体的健康还包括心理健康，从而进一步深化了对健康的认识。然而这种认识忽略了人的社会适应性，仍然存在一些欠缺。

　　3. 健康不但是没有躯体疾病和缺陷，还要有完整的生理、心理状况与良好的社会适应能力　这是 1948 年 WHO 给健康做出的定义。这一定义揭示了健康的本质，指出了健康所涉及的各个方面，与以往的健康定义相比，其优点在于：

　　（1）指出了健康不仅是没有疾病，从而弥补了"健康就是没有疾病"这一定义的许多不足。

　　（2）正确指出了健康包括生理、心理两个方面。纠正了把身、心分开的传统观念，为护理拓宽了工作领域。

　　（3）明确指出健康应包括对社会环境的适应，把健康与人们的生活密切联系在一起。从而不仅将健康视为医务工作者的目标，而且将其视为国家和社会共同的责任。

4. 健康新概念　1990年,WHO又提出了有关健康的新概念,即健康不仅是没有疾病,而且包括躯体健康、心理健康、社会适应良好和道德健康。这里的"道德健康"可解释为健康者应履行对社会、对他人的义务,不以损害他人的利益来满足自己的需要,能按照社会道德行为规范约束自己,以道德健康促进整个身心健康。

WHO对健康定义的新发展,在于强调从社会公德角度出发来维护人类的健康,要求每个社会成员不仅要为自己的健康负责,而且要对社会群体的健康承担社会责任。WHO对健康的定义把健康的内涵扩展到一个新的认识境界,对健康认识的深化起到了积极的指导作用。

知识链接

亚健康状态

指机体介于健康与疾病之间的边缘状态,临床检查无明显疾病,但机体各系统的生理功能和代谢过程活力降低,表现为身心疲劳、创造力下降,并伴有自感不适症状,这种生理状态称为亚健康状态。

二、影响健康的因素

人生活在自然与社会环境中,其健康自然要受到多种复杂因素的影响。影响健康的因素主要有以下几种:

（一）生物因素

生物因素是影响人类健康的主要因素。主要包括:

1. 生物性致病因素　即由病原微生物引起的传染病、寄生虫病和感染性疾病。尽管现代医学已经找到了一些控制生物性疾病的方法,如预防接种、合理使用抗生素等。但是新型病原微生物,如人类免疫缺陷病毒、严重急性呼吸综合征（SARS）病毒等的不断出现,给人类提出了新的挑战。

2. 遗传因素　遗传是影响人类健康的一大因素。首先,人类的染色体决定人的性别,产生与亲代的相似性;其次,人类的染色体还带有各种各样的显性或隐性基因,可造成染色体遗传性疾病,如糖尿病、血友病等;追踪调查证实,某些疾病有较大的家族遗传倾向,如肿瘤、心血管疾病等。

此外,影响人类健康的生物学因素还有年龄、性别、生长发育和代谢等。

（二）心理因素

心理因素对健康的影响主要通过情绪、情感起作用。积极的情绪可促进健康,良好的心理刺激,可使人的心理、生理维持最佳状态,有利于新陈代谢的正常进行。消极的情绪可损害健康。中医学自古以来就十分重视心理因素对健康的影响。因为不良情绪、情感的长期作用会引起激素分泌失调,免疫系统功能下降,影响人体新陈代谢。现代社会的激烈竞争对个体产生很大的心理压力,越来越多的"过劳死""抑郁症"等严重威胁人类的健康。许多慢性病也与心理因素有关,如心血管疾病、肿瘤、高血压、胃/十二指肠溃疡等。此外,意外伤害及自杀也与心理因素关系密切。

（三）环境因素

环境是人类赖以生存和发展的社会和物质条件的总和。人类在不断变化的环境中生存和发展,人类依赖环境而生存,但环境中也存在着大量危害人类健康的因素。几乎所有的疾病或人类的健康问题都与环境有关。

1. 自然环境因素　是指围绕着人类周围的自然条件的总称,如空气、水、阳光、蔬菜、动物、微生物等。然而在这样的环境中,却存在着许多影响人类健康的因素,如气温、湿度、声波、振动、噪声及辐射等,当这些因素超过某一限度时就会危害人体健康;有些地方性疾病已经被证明与当地的水质、气候和土壤成分有关。

2. 社会环境因素　社会环境是指人的文化环境和各种社会关系,包括政治、经济、法律、文化、教育、人口、民族、风俗习惯、宗教信仰、社交、职业、家庭、婚姻状况、居住条件、福利等。这些因素同样直接或间接地影响着人们健康和疾病的发生、发展与转归,并在很多方面对健康起着决定性的作用。

(1) 社会政治制度:包括立法和社会支持系统,全社会资源分配制度、就业和劳动制度、劳动强度等。社会制度决定一个国家的卫生保障措施,以及政府是否将公民的健康放在重要位置,是否积极采取措施以促进公众健康。一般在卫生保障制度相对健全和完善的国家或地区,人民健康水平相对较高。

(2) 社会经济因素:社会经济状况与个人经济条件直接影响人们的健康水平。如社会经济水平的不断提高,有利于增加卫生经费投入,改善卫生保健服务设施,提高人们的整体健康水平;个人经济条件优越,可以使其投向预防保健的费用相对增加。另外,与经济有关的其他因素,如工作条件、生活条件、营养状况等也对人的健康有着非常大的影响。

(3) 社会文化因素:包括人们的文化素质、受教育程度、家庭和邻里的影响。也包括新闻、影视等大众媒介,风俗习惯和宗教信仰以及各种社会潮流的影响。与健康密切相关的文化因素包括对健康的价值的认知,对症状的感知,易接受的治疗方式,对卫生服务的反应及实施营养、安全和公共生活的行为方式等。

(四)生活方式

生活方式是指人们长期受一定文化、民族、经济、社会、风俗,特别是家庭影响而形成的生活习惯和生活意识,如饮食习惯、作息规律、调适压力的方式等。其中,不良的生活方式,如饮食不洁、吸烟、酗酒、吸毒、体育锻炼和体力活动过少、生活节奏紧张、家庭结构异常等,可导致机体内部失调而致病;超速驾驶、骑摩托车不戴安全帽、不遵守交通规则等行为,易造成车祸伤亡等。

(五)保健设施因素

卫生保健设施因素,包括医疗保健网络是否健全,医疗保健体系是否完善及群体是否容易获得及时、有效的卫生保健和医护等方面的服务。医疗卫生服务是社会用于防治疾病、促进健康的有效手段,医疗卫生服务的工作状况将直接影响人群的健康水平。

三、健康的标准与测量指标

(一)健康的标准

健康标准可分为躯体健康标准和社会心理健康标准。

1. 躯体健康标准

(1) 精力充沛、睡眠良好,能从容担负日常工作。

(2) 身体适应外界环境变化能力强。

(3) 能抵抗感冒和普通传染病。

(4) 体重适当,身体匀称,头、肩、四肢功能协调。

(5) 眼睛明亮,反应敏锐,眼睑不发炎。

(6) 牙齿清洁,无空洞、无痛感,牙龈颜色正常,不出血。

(7) 头发有光泽,无头屑。

(8) 肌肉丰满,皮肤富有弹性,脏器结构、功能正常。

2. 社会心理健康标准

（1）生活目标明确，态度积极，理想切合实际。

（2）人格完整，情绪稳定，客观感受真实。

（3）正确评价自己的优点和能力。

（4）对所处环境有充分的安全感和良好的人际关系。

（5）有较强的自我控制能力。

（6）在不违背集体意志的前提下，最大限度地发挥个性。

（7）恰当满足个人符合社会道德规范的欲望要求。

（8）对弱者充满同情心，对不良现象表示愤慨。

（二）健康的测量指标

WHO 健康水平测量研究小组指出，理想的健康测量指标应该具有科学性、客观性、特异性和敏感性等特点。常见的健康测量指标有：

1. 按照测量的对象划分可分为个体指标和群体指标。

（1）个体指标：包括①描述个体生命活动的类型及完成情况的定性指标，如儿童发育测量；②描述结构和功能达到程度的定量指标，如身高、体重等。

（2）群体指标：包括①描述群体生命活动类型及实际情况的定性指标，如婚姻和生育等；②描述群体素质的定量指标，如青少年吸烟率等。

2. 按照测量的内容划分可分为健康状况的生理学、心理学和社会学指标。

（1）生理学指标：主要反映人的生理学特性的指标，包括体格指标、生理功能指标和躯体素质指标等。

（2）心理学指标：主要反映人的心理学特征的指标，包括心理症状指标、情绪情感指标和认知功能指标等。

（3）社会学指标：主要指与健康有关的社会指标，包括社会发展指数、国民幸福指数等。

3. 综合指标

（1）生存质量的概念：生存质量（quality of life，QOL），亦称生活质量或生命质量。是在客观健康水平提高和主观健康观念更新的背景下应运而生的一套综合评价健康水平的指标体系，不仅能全面地反映人们的健康状况，而且能充分体现积极的健康观。对于生存质量的概念，至今仍没有公认的定义，多年来，很多学者对其内涵进行了探讨。WHO 将生存质量定义为：生存质量是不同的文化和价值体系中的个体对于他们生活目标、期望、标准，以及有关生活状态的体验，包括个体生理、心理、社会功能及物质状态四个方面。

（2）生存质量的判断：包括躯体健康、心理健康、社会适应能力，也包括其生存环境的状况。其测定的内容目前尚无统一的标准，但主要包括以下几个方面：躯体状态；心理状态；社会关系；环境；独立程度；精神、宗教、个人信仰等。

第二节 疾 病

疾病是人类生活中一种不可避免的现象。人类对疾病的认识也随着生产的发展、科学技术的进步而不断深化和完善。

一、疾病的概念

疾病是指机体在一定内、外因素作用下出现的一定部位的功能、代谢或形态结构的改变，使机体内部及机体与环境间平衡破坏或正常状态偏离。如同对健康的认识一样，对疾病的认识也经历了一个不断发展的过程。

1. 疾病是鬼神附体　这是在古代生产力低下和认识能力有限的情况下出现的疾病观。这种观点认为：世间有一些超自然的力量存在，疾病是鬼神附体，因此出现了巫与医的结合。

2. 疾病是机体阴阳的失衡　这是以原始朴素的自然观来认识疾病。我国传统医学认为人体各部分划分为阴阳两个方面，阴阳协调则健康，阴阳失调则患病，治疗的任务在于恢复阴阳平衡。在西方，著名古希腊医学家希波克拉底创立了"液体病理学"，认为人的健康取决于其体内血液、黏液、黑胆汁和黄胆汁四种基本流质，疾病是这四种流质不正常地混合和污染的结果。这些以古代朴素的唯物论和辩证观为基础的疾病理论虽然幼稚，并带有一定的主观猜测性，但能将疾病的发生同人体某些变化联系起来，对医学的形成和发展有着重大而深远的影响。

3. 疾病是机体功能、结构和形态的异常　这是在生物医学模式指导下的非常具有影响力的疾病定义，是疾病认识史上人类长期追求对疾病本质的认识和近代自然科学发展的必然结果。在这种疾病观的指导下，许多疾病的奥秘都从本质上得到了揭示，使人类在征服疾病的进程中取得了巨大的进步。然而这个定义也存在局限性，表现在无法解释一些无结构、功能与形态改变的疾病，如精神性疾病等。此外，这种疾病观只强调疾病在机体局部功能、结构或形态上的改变，忽视了机体的整体性。

4. 疾病是机体内稳态的破坏　这是整体观指导下对疾病所做的解释，认识到所有生命都以维护内环境的平衡为目的，体内生理过程都是维持内环境的平衡，而疾病过程是机体内环境平衡的紊乱。应该说，将疾病看作机体稳态的破坏，用整体的观点取代了局部的观点，是疾病认识上的又一大进步。

知识链接

疾病的过程

任何疾病都有一个动态发展的过程，在不同阶段，有不同的需要和特殊的问题。疾病的过程虽因人而异，但都呈现一个大致相同的发展阶段：易患病期、临床前期、临床期、残障或失能期、死亡。

二、健康与疾病的关系

健康和疾病都是人生命过程中最为关注的现象，对于健康和疾病的关系，目前的观点是健康和疾病可在个体身上同时存在，即一个人可能在生理、心理、社会的某个方面处于低水平的健康状态或疾病状态，但在其他方面却是健康的。可见，健康和疾病之间有时很难找到明显的界限，存在过渡形式，是动态的，不是绝对的。

（一）健康 - 疾病连续相模式

在健康 - 疾病连续相模式中，健康是指人在不断适应内、外环境变化过程中所维持的生理、心理、情绪、精神、智力及社会等方面的动态平衡状态；疾病则是指人的某方面功能较之以前的状况处于失常的状态。健康 - 疾病连续相模式即指健康与疾病为一种连续的过程，处于一条连线上，其活动范围从濒临死亡至最佳健康（图 5-1）。

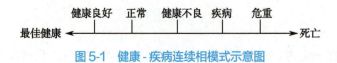

图 5-1　健康 - 疾病连续相模式示意图

　　健康 - 疾病连续相模式表明,无论健康或是疾病都是一种经常改变的状态,任何人任何时候的健康状况都会在此连续相两端之间的某一点上占据一个位置,且时刻都在动态变化之中。如某人某日感觉身心愉悦、精力充沛、办事效率高,其健康状况即偏向最佳健康侧;如果某一天因为熬夜赶任务,第二天就可能会出现全身不适、头晕目眩或注意力无法集中等情况,此时就会转向健康不良侧;经过身体调整和休息后,不适症状便会消除,精力恢复,故又重新转向较佳的健康一侧。

　　从健康 - 疾病连续相模式可以看出,连续相上的任何一点都是个体身体、心理、社会诸方面功能的综合表现,而非单纯的生理上有无疾病。如一个生理功能正常而有行为紊乱、社会适应不良的人,其在连续相上所占的位置更多地偏向于健康不良侧。护士有效地认识并应用此模式,可以帮助服务对象明确其在健康 - 疾病连续相模式上所处的位置,并协助其充分发挥各方面功能,从而尽可能达到良好的健康状态。

（二）健康与环境相互影响坐标模式

　　人类的一切活动都离不开环境,人类的健康与环境状况息息相关,一方面人们通过自身的应对机制在不断地适应环境,通过征服自然与改造自然来不断改善和改变自己的生存与生活环境;另一方面环境质量的优劣又不断地影响着人们的健康(图 5-2)。

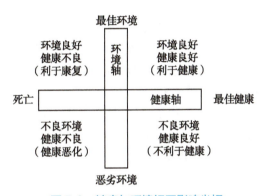

图 5-2　健康与环境相互影响坐标

　　当一个人处于健康不良且环境状况也欠佳时,此人的病情会逐渐加重,渐渐远离健康,向健康不良一侧移动;而当个体健康状况良好但环境恶劣时,其健康状况向健康不良方向转变;当身体欠佳但环境良好时,有利于康复;而既有良好的环境且健康状况良好,个体将处于最佳的健康状态,这是人们追求的理想境界。

三、疾病的影响

　　每个人在其生命过程中都要面对疾病,而疾病并不是一个独立的事件,它一旦发生,就会给患者及其家属乃至整个社会带来一定的影响。

（一）疾病对个体的影响

1. 积极的影响　首先,个体患病后,进入患者角色可暂时解除其某些社会以及家庭责任,这样可以安心休养;其次,患病的经验可以提高个体的警觉性,从而在今后的生活中尽量避免或减少致病因素,如注意改善卫生习惯,注意饮食、起居的合理安排,并且会从事一些促进健康的活动。

2. 消极的影响

（1）身体方面的影响:患病后,由于身体组织器官的病理生理改变,患者会出现各种不同的症状和体征,如疼痛、呼吸困难、心慌、肢体活动障碍等,使患者产生不适感,影响患者的休息和睡眠,甚至影响患者的正常生活和工作。

（2）心理方面的影响：患病后,患者往往会出现一些心理方面的反应,使患者的身体意象发生改变。

身体意象是个人脑海中对自己身体所具有的一种影像,也是自我概念中明显的层面,是个体对于身体外观及功能的主要感受。身体意象会随着身体疾病、意外及文化价值观的变化而不断变化,特别是身体残障,更容易造成患者身体意象的改变,即失去正常身体形象,对身体的结构、功能、外观产生怀疑、退缩、消极及抑郁的态度。身体残障患者产生身体意象改变的原因有：①身体外观的改变,如外伤、烫伤、烧伤、截肢及瘫痪等,会使患者的身体意象完整性遭到破坏,其程度因损伤的位置、范围和后果的不同而有所不同。②身体功能的丧失和障碍,会使患者的正常生活受到影响,身体意象受到威胁。例如,脑梗死所致的半身不遂患者,因一侧肢体变得软弱无力,无法正常完成日常生活活动,必须依赖他人的帮助,患者就会感到悲哀,产生挫折感。

（二）疾病对家庭的影响

1. 家庭的经济负担加重　个体患病后,需要去医院就诊或住院治疗,甚至需要手术治疗,这些都会增加家庭开支。如果患者本人是家庭生计的主要承担者,患病会使家庭的经济来源出现问题,更加加重家庭的经济负担。

2. 家庭成员的精神心理压力增加　一方面,个体患病后,特别是患有严重疾病后,家庭的其他成员需要投入更多的精力给予其照顾,家庭成员的负担增加。另一方面,患者在疾病过程中所产生的不良心理和异常行为会对家庭成员的精神心理造成刺激,从而形成压力。此外患病后,患者原有的家庭角色功能需要其他家庭成员来承担,也会增加家属的负担。

3. 家庭成员情绪的变化　当一个人患了重病,特别是不治之症,甚至即将面临死亡时,对家庭成员的情绪影响很大。有的家庭成员甚至不能接受和面对这一残酷的现实,会出现许多情绪反应,如情绪低落、悲伤、气恼、失望、无助感等。

（三）疾病对社会的影响

1. 对社会生产力的影响　个体患病也是一种社会问题。个体患病后,不能承担其原有的社会角色,使患者工作时间减少。有的疾病可能导致伤残或失能,降低或失去工作能力,必定会降低社会生产力。

2. 对社会健康状况的影响　某些传染性疾病,如病毒性肝炎、肺结核、艾滋病等,若不采取适当的隔离措施,则可能在人群中传播造成更大范围的感染,影响整个社会的健康状况,甚至引发社会恐慌。

四、疾病的判定

人一生中或多或少都会有患病的体验。患病是个体对疾病的主观感受,常常是个体身体上、心理上的不适、厌恶、不愉快或难受的一种自我感觉和体验。

（一）疾病判定的方式

一般情况下,个体在判断自己是否患病时通常有以下三种方式：

1. 是否有症状出现　一般人常用疼痛来判定自己是否患病。当身体有疼痛症状出现时,个体便会觉得自己可能患病,尤其是当疼痛非常严重时,个体便会认为自己得了什么病。另外,发热、呕吐、盗汗、心悸、乏力等也是人们判断患病的常见症状。

2. 个体的感觉与直觉　当一个人感觉自己与平时不同或感觉自己不太舒服时,也会认为自己可能患了某种疾病。

3. 是否能进行日常生活、工作和学习　如果一个人在日常生活、工作、学习过程中,精神饱满、思维敏捷、食欲良好、动作轻盈,就会感觉自己身体状态良好,没有患病。而当出现了记忆力减退、情绪低落、注意力不集中、轻微运动后便气喘吁吁时,则会怀疑自己可能患病了。

（二）影响疾病判定的因素

个体对自身是否患病的判断,往往会受到许多因素的影响。

1. 自觉症状的严重程度　对自觉症状的判断呈现以下几种趋势:

（1）个体所感觉到的症状越严重,认定自身患病的概率就越高。

（2）不同的教育程度和不同的心理状态对症状严重程度的判定也不尽相同。

（3）当症状影响到正常生活,其妨碍程度越重,个体越会认为自己一定是患了某种疾病。

（4）症状出现的频率、强度、持续的时间和是否复发等也会影响个体对疾病的判断。

2. 年龄与性别　不同年龄的人对疾病的敏感程度不同,青春期的孩子对身体的特殊状况较易产生紧张情绪,老年人对疾病较重视,儿童有时由于表述不清楚而容易被忽视,中年人对某些症状则具有一定的忍耐力。女性与男性相比,对不适感觉较为敏感。

3. 个体经验及对自己身体的关心程度　曾经患过病的人对早期症状会比较了解而反应较快,极其重视身体健康的人对身体出现的异常情况则会倍加关注。

4. 周围人群的关注程度　家属或亲友、朋友的关心所带来的压力也会影响对疾病的判断。

5. 经济状况　通常情况下,经济条件好的人对自己是否患病会非常重视,也比较容易对症状进行判定。而经济条件差的人则较喜欢以自己的感觉或直觉来加以判定,即便身体出现不适也可能有等待症状自行缓解的心理。

6. 害怕暴露隐私　有些人因担心身体检查的结果会使自己某些隐私被暴露出来,因而即使感到有异常变化,一方面不愿意到医院就诊,另一方面可能会否认自己得病。

7. 文化背景及宗教信仰　不同文化背景和具有不同信仰的人,对患病会有不同的反应。有的人感觉异常时会及时去医院就医,有的人却不去医院就诊,而是去求助神灵。有的人认为患病是有罪而默默地承受疾病的折磨。

五、疾病的预防

疾病预防意味着对可能发生的问题采取防微杜渐的措施,或尽早发现问题以降低其可能造成的伤残。在医疗护理服务中,应实施三级预防。

（一）一级预防

又称病因预防,是从致病原因上防止健康问题的发生,是最有效的预防措施。主要采取自我保健方法及特殊保护措施,防止疾病的发生。

自我保健措施是通过促进个人的身心健康,以抵抗各种病原的侵袭。例如,通过卫生政策为人们提供安全的饮水及居住环境。通过健康教育使人们注意摄入均衡的营养,养成健康的生活习惯等。

特殊保护措施是指对特定人群采取保护措施,如采用预防接种预防传染病,指导肥胖人群合理安排饮食、戒烟以及预防肺癌、工厂的特殊防护设施等。

（二）二级预防

又称临床前期预防,主要是对疾病做到“三早”,即早期发现、早期诊断及早期治疗。落实“三早”要做好自我保健知识和技能的教育,提高人们的健康意识。如对高危人群定期测量血压和及时治疗高血压;指导妇女自我检查乳房,以早期发现乳腺癌等。

（三）三级预防

又称临床预防,即积极治疗、预防并发症并采取各种措施促进身心健康,以防止疾病进一步恶化或出现伤残,最大限度地恢复健康,即把健康问题的严重程度降至最低。如中风后的早期康复指导、乳腺手术后的肢体运动等。通过三级预防，可以减轻伤残的程度，帮助患者恢复部分或全部自理能力。

第三节　健康与保健

现代保健工作已由"以疾病为中心"转变为"以人的健康为中心"，保健与疾病预防工作日益受到重视，成为护理工作的重要内容。21 世纪护理的首要任务就是促进健康、预防疾病和实施基本卫生保健。

一、保　　健

保健是保护人体健康之意，即维持和促进人的健康，是指为了提高健康水平而对个人或群体采取预防、医疗和康复措施。保健的实质在于寻找和消除破坏人体与环境之间平衡状态的各种因素，维护、修复或重建被破坏的健康平衡，增加健康潜能。保健可分为社区保健、自我保健、家庭保健以及不同人群的保健。它有两个层次，一是向公众开放的保健，另外一个是向私人开放的保健。

二、基本卫生保健

（一）概念

基本卫生保健（primary health care，PHC）是指人们所能得到的基本卫生保健服务，包括疾病预防、健康维护、健康促进及康复服务。基本卫生保健就是最基本的、人人都能得到的、体现社会平等权利的、人民群众和政府都能负担得起的卫生保健服务。广义的基本卫生保健概念包括以下四层含义：

1. 从居民的需要和利益来看　基本卫生保健是居民最基本的、必不可少的，是居民团体、家庭、个人均能获得的，费用低廉、群众乐于接受的卫生保健。

2. 从它在卫生工作中的地位和作用来看　基本卫生保健应用了切实可靠的方法和技术，是最基层的第一线卫生保健工作，是国家卫生体制的一个重要组成部分和基础，以大卫生观念为基础，工作领域更宽，内容上更加广泛。

3. 从政府职责和任务来看　基本卫生保健是各级政府及有关部门的共同职责，是各级人民政府全心全意为人民服务、关心群众疾苦的重要体现，是各级政府组织有关部门和社会各界参与卫生保健活动的有效形式。

4. 从社会经济发展来看　基本卫生保健是社会经济总体布局的成果组成部分，必须与社会经济同步发展，是社会主义精神文明建设的重要标志和具体体现，是农村社会保障体系的重要组成部分。

（二）基本卫生保健的原则

基本卫生保健是服务于个人、家庭及社区的国家卫生保障体系的第一线，尽可能地将防治与保健带入人们的生活与工作中，并形成连续性的健康照顾，是衡量一个国家的卫生体制是否健全及全民健康素质优劣的重要指标。主要包含以下 5 项基本原则：

1. 合理布局，同时考虑需求的可及性和覆盖率。

2. 社区参与，社区主动参与有关本地区卫生保健的决策。

3. 预防为主，强调疾病预防和健康促进的综合卫生保健，以寻求和消除各种致病因素为核心。

4. 适宜技术，对于可支配的资源还须考虑适用技术和成本效益。

5. 综合途径，加强部门间的合作。

（三）护士在卫生保健中的作用

在医疗卫生体系中，护士承担着重要的预防保健任务，是基本卫生保健的主力军。在卫生保健活动中，护士需要与其他卫生保健人员密切合作，并与个体、家庭、组织团体等共同工作，才能完成其使命。

1. 护士在健康促进中的作用

护士在健康促进中的作用是帮助护理对象获得最佳的健康状态。护士作为健康促进的倡导者、咨询者、教育者和健康促进服务的协调者与个体、家庭或群体共同工作。其作用主要表现在：

（1）在健康生活方式、行为和态度方面，成为护理对象参照的角色榜样。

（2）促使护理对象参与护理活动，如护理评估、护理干预和目标评价等。

（3）教会护理对象有关增强适应性、改善营养、处理应激和密切人际关系的自护技能。

（4）帮助护理对象提高健康水平。

（5）教育护理对象成为有效率的卫生服务利用者。

（6）帮助护理对象发展和选择健康促进活动项目或措施。

（7）指导护理对象有效处理健康问题和进行健康决策。

（8）强化护理对象的健康促进行为。

（9）倡导建立促进健康的社区环境。

2. 护士在健康保护中的作用

健康保护不仅是社区护士的核心工作，也是医院护士的重要工作内容。护士作为健康保健的提供者、检查者、评价者、教育者和合作者等，从事健康保护服务。其主要作用如下：

（1）控制传染病，包括预防传染病扩散，进行免疫接种，从而提高人们对传染病的抵抗力，如接种卡介苗等。

（2）健康普查以早期发现疾病，如为有乳腺癌家族史的妇女进行乳腺检查等。

（3）与其他人员合作执行环境安全措施，如指导家庭控制室内空气污染，帮助老年人布置安全的家庭环境，维护病房和病区环境安全、清洁等。

（4）维持患者正常的功能形态，如指导患者摄入营养膳食，维持良好的卫生和正常的排泄方式，保障充足的休息和睡眠，从而帮助患者保持正常的生活等。

（5）采取措施减轻或消除患者的不适，预防并发症，如感染、便秘、长期卧床所致肌力丧失等。

（6）运用良好的人文护理技能，帮助患者疏解心理痛苦与不良情绪，获得对疾病的控制感和对生命意义的新认识。

三、中国卫生保健服务策略

（一）人人享有基本医疗卫生服务

为实现 WHO 提出的"人人享有卫生保健"的国际承诺，满足人民群众日益增长的健康需求，基于对我国基本国情及卫生工作面临的挑战的分析，原卫生部在 2008 年全国卫生工作会议中指出，人人享有基本医疗卫生服务是我国卫生工作的重大战略目标。

"人人享有"的本质含义是"公平享有"，任何公民，无论年龄、性别、职业、地域和支付能力等，都享有同等权利。"基本医疗卫生服务"是指与我国社会主义初级阶段经济社会发展水平相适应的，国家、社会、个人能够负担得起的，投入低、效果好的医疗卫生服务。基本医疗卫生服务既包括疾病预防控制、计划免疫、健康教育、卫生监督、妇幼保健、精神卫生、卫生应急、急救、采/供血服务以及食品安全、职业病防治和安全饮用水等公共卫生服务,还包括采用基本药物,使用适宜技术,按照规范诊疗程序提供的急/慢性疾病的诊断、治疗和康复等医疗服务。

（二）健康新视野

面对全球人口的不断增加、人口结构的改变以及老年人口比例的增加等一系列问题,1994年,WHO西太平洋区域办事处提出了"健康新视野"的战略框架,并于1995年发表"健康新视野"重要文献,文献明确提出健康保护与健康促进是未来的两个核心概念。未来的工作方向必须将侧重点从疾病本身转向导致疾病的危险因素和促进健康方面来;卫生干预必须以人为中心,以健康为中心。健康保护是指在承认人类生命脆弱性的前提下,向人群提供必要性的技术援助,防止各种有害因素对健康的损害。健康促进是指个人与其家庭、社会和国家一起采取措施,鼓励健康行为,增强人们改进和处理自身健康问题的能力。西太平洋区域办事处的工作方针要求,采取强调个人责任的办法,鼓励和促进人们采取健康的生活方式,并保证给人们提供一种高质量的生活环境。"健康新视野"的具体实施从生命的培育、生命的保护和晚年的生活质量三个方面来考虑。

（三）健康城市

1. 健康城市的概念　健康城市是WHO面对21世纪城市化问题给人类健康带来的挑战而倡导的一项全球性行动战略。健康城市应该是由健康的人群、健康的环境和健康的社会有机结合发展的一个整体,应该能改善其环境,扩大其资源,使城市居民能相互支持,以发挥最大潜能。

2. 健康城市的标准　WHO根据世界各国开展健康城市活动的经验和成果,公布了健康城市的十大标准,具体规定了健康城市的内容,同时指出各国也可根据本国国情做出相应的调整,内容如下:

（1）为市民提供清洁、安全的环境。

（2）为市民提供可靠和持久的食品、饮水、能源供应,具有有效的清除垃圾的系统。

（3）通过各种富有活力和创造性的经济手段,保证市民在营养、饮水、住房、收入、安全和工作方面的基本要求。

（4）拥有一个强有力的相互帮助的市民群体,其中各种不同的组织能够为了改善城市健康而协调工作。

（5）能使其市民一道参与制定涉及他们日常生活,特别是健康和福利的各种政策。

（6）提供各种娱乐和休闲活动场所,以方便市民之间的沟通和联系。

（7）保护文化遗产并尊重所有居民（不分民族或宗教信仰）的各种文化和生活特征。

（8）把保护健康视为公众决策的组成部分,赋予市民选择有利于健康行为的权力。

（9）做出不懈努力争取改善健康服务质量,并能使更多市民享受健康服务。

（10）能使人们更健康、长久地生活和少患疾病。

（四）健康中国

2016年,国务院发布了《"健康中国2030"规划纲要》,确定了我国新时期卫生与健康工作的方针,即"以基层为重点,以改革创新为动力,预防为主,中西医并重,把健康融入所有政策,人民共建共享"。为全面提高人民健康水平,"健康强国"作为一项基本国策,将促进健康的理念融入公共政策制定、实施的全过程,以推进健康中国建设,引领卫生事业发展。

1. "健康中国2030"规划纲要的意义　"健康中国2030"将国民健康提高到国家战略高度,以"共建共享、全民健康"为健康中国的战略主题,强调要以人民健康为中心,坚持预防为主,推行健康生活方式,减少疾病发生,强化早诊断、早治疗、早康复,实现全民健康。"健康中国2030"确立了以促进健康为中心的"大健康观""大卫生观",提出将这一理念融入公共政策制定、实施的全过程,全方位、全周期维护和保障人民健康,对维护人民健康和推进健康中国建设具有重大意义。

建设健康中国

2022年10月16日,中国共产党第二十次全国代表大会在北京人民大会堂开幕,习近平代表第十九届中央委员会向大会作报告。

报告中指出,人民健康是民族昌盛和国家强盛的重要标志。把保障人民健康放在优先发展的战略位置,完善人民健康促进政策。优化人口发展战略,建立生育支持政策体系,降低生育、养育、教育成本。实施积极应对人口老龄化国家战略,发展养老事业和养老产业,优化孤寡老人服务,推动实现全体老年人享有基本养老服务。深化医药卫生体制改革,促进医保、医疗、医药协同发展和治理。促进优质医疗资源扩容和区域均衡布局,坚持预防为主,加强重大慢性病健康管理,提高基层防病治病和健康管理能力。深化以公益性为导向的公立医院改革,规范民营医院发展。发展壮大医疗卫生队伍,把工作重点放在农村和社区。重视心理健康和精神卫生。促进中医药传承创新发展。创新医防协同、医防融合机制,健全公共卫生体系,提高重大疫情早发现能力,加强重大疫情防控救治体系和应急能力建设,有效遏制重大传染性疾病传播。深入开展健康中国行动和爱国卫生运动,倡导文明健康生活方式。

2.《"健康中国2030"规划纲要》的战略目标　分三步走:

(1)到2020年,建立覆盖城乡居民的中国特色基本医疗卫生制度,人人享有基本医疗卫生服务和基本体育健身服务,我国主要健康指标居于中高收入国家前列。

(2)到2030年,促进全民健康的制度体系更加完善,健康领域发展更加协调,我国主要健康指标进入高收入国家行列。

(3)到2050年,建成与社会主义现代化国家相适应的健康国家。

（孙　敏）

？　复习思考题

扫一扫,测一测

1. 何为健康?何为疾病?

2. 简述疾病的三级预防。

3. 护士在卫生保健中有哪些作用?

4. 张先生,32岁,公司职员。既往体健,平时工作繁忙,压力大,生活不规律,经常熬夜、暴饮暴食,常食夜宵和油腻食物。近日开始出现头晕、头痛,胃部不适,焦虑、失眠等健康问题。前来医院就诊,各项检查结果指标均在正常范围内。请思考:

(1)影响张先生的健康因素有哪些?

(2)从此案例分析,你如何理解健康与疾病的关系?

PPT课件

知识导览

第六章 护理学基本理论

护理理论是对护理现象和活动本质与规律的总结和描述。学习和掌握护理理论,以护理理论为护理实践的行动指南,有助于拓宽知识领域,形成系统的、有序的、整体的护理观,进一步提高护理人员的专业素质和增强其专业信念。

第一节 护理支持理论

一、系统理论

系统作为一种思想体系,早在古代就已有萌芽,但作为一种观点、一种理论,则由美籍奥地利生物学家贝塔朗菲提出。依据系统论的观点,人是一个系统,由生理、心理、社会文化等部分组成,同时又是自然、社会环境中的一部分。系统论为护理学提供了将人、环境和健康联系为一体的理论基础。

（一）系统的概念

系统是由若干相互联系、相互作用的要素所组成的具有一定结构和功能的有机整体。这个定义有两层意义:一是指系统是由一些要素所组成,这些要素之间相互联系、相互作用;二是指每个要素均有自己独特的结构和功能,但这些要素集合起来构成一个整体后,它又具有各单独要素所不具备的整体功能。

（二）系统的分类

自然界与人类社会存在着千差万别的各种系统,人们可以从不同角度进行分类。常用的分类方法有以下几种:

1. 按人类对系统是否施加影响分类 系统可分为自然系统和人造系统。自然系统是自然形成、客观存在的系统,不具有人为的目的性和组织性。如生态系统、人体系统等。人造系统是为了达到某种特定目的而人为创建起来的系统,如护理质量管理系统、计算机软件系统等。现实生活中,大多数系统是自然系统和人造系统相结合的产物,称为复合系统,如医疗系统。

2. 按系统与环境的关系分类 可将系统分为封闭系统和开放系统。封闭系统是指不与周围环境进行物质、能量和信息交换的系统。绝对的封闭系统是不存在的,只有相对的、暂时的封闭系统。开放系统是指与周围环境不断进行物质、能量和信息交流的系统。如人体系统、医院系统。开放系统和环境的交流是通过输入、转换、输出和反馈的动态过程来实现的(图 6-1)。开放系统通过输入、输出和反馈与环境保持协调与平衡,并维持自身的稳定。

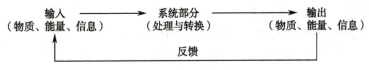

图 6-1　开放系统示意图

3. 按系统的运动状态分类　可将系统分为动态系统和静态系统。动态系统是指系统的状态会随着时间的变化而变化，如生态、生物系统。静态系统是指系统的状态不随时间的变化而改变，具有相对稳定性的系统，如一个建筑群。静态系统只是具有相对稳定性，绝对静止不变的系统是不存在的。

（三）系统的基本属性

1. 整体性　指系统的整体功能大于各要素功能的总和。系统是由每一个具有独特结构和功能的要素构成，但系统的功能不是各要素的简单相加。只有在一定条件下，各要素以一定方式有机结合起来，构成一个整体时才具有了孤立要素所不具有的整体功能，任何一个要素的功能都不能完全体现系统的整体功能，但要增强系统的整体功能，就要提高每个要素的能量，充分发挥每个要素的作用。因此，系统整体的功能大于并且不同于各组成部分之和，系统中各部分协调作用完成其整体功能。

2. 相关性　指系统各要素之间是相互联系、相互制约的，其中系统的任何一个要素的性质或功能发生变化，都会引起其他要素甚至系统整体性质或功能的变化。

3. 层次性　系统是一个具有复杂层次的有机体，系统的组成要素称为该系统的子系统，系统本身又是更大系统的子系统。对于某一个系统来说，它既是由某些要素组成，同时，它自身又是组成更大系统的一个要素。如将人视为一个系统，人的器官、细胞就是人的子系统，而人又是更大系统——家庭的一个子系统（图 6-2）。系统的层次之间存在着支配和服从的关系，高层次往往是主导力量，低层次往往是基础结构。

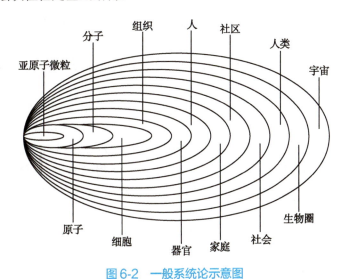

图 6-2　一般系统论示意图

4. 动态性　系统是随着时间的变化而变化的，系统的运动、发展和变化过程是动态性的具体反映。系统为了生存与发展，通过内部各要素的相互作用，须不断调整自己的内部结构，并不断与环境进行互动。

5. 目的性　每一个系统都有明确的目的，不同的系统是由不同的目的和功能组成的整体。系统结构不是盲目建立的，而是根据系统的目的和功能需要来设立各子系统，建立各子系统之间的关系。

（四）系统理论在护理中的应用

1. 形成了人是开放系统的理念 护理的工作对象是人,人是一个整体,是一个自然、开放、动态的系统,同时是具有主观能动性的系统。在护理工作中,应将人看成是一个整体的开放系统,既考虑通过调整人体系统内部,使其适应周围环境;又要改变周围环境,使其适应系统发展需要,促使机体功能更好地运转。

2. 构成了护理程序的理论框架 护理程序是临床护理工作中的基本工作方法,是由护理评估、护理诊断、护理计划、护理实施、护理评价五个要素组成的开放系统。在这个系统中,护士通过护理评估,输入护理对象原来的健康状况,通过护理评估、护理诊断、护理计划、护理实施的转换过程,输出经护理后护理对象的健康状况,通过评价护理效果,收集患者基本资料,决定护理活动终止或继续进行。因此,系统理论构成了护理程序的理论框架。

3. 促进了整体护理体系的形成 用系统的观点看,人是由生理、心理、社会、精神、文化组成的统一体。人的生理、心理、社会等方面相互依存、相互作用,人生命活动的基本目标是维持人体内外环境的协调与平衡。当机体的某一器官或组织发生病变时,仅给予疾病的护理是不够的,还应提供包含生理、心理、社会等要素的整体性照顾,即整体护理。从某一次系统的问题想到可能导致的其他次系统的问题,从生理疾患想到可能引起的心理问题,从患者的情绪、心理障碍考虑到潜在的躯体症状。由此可见,系统论促进了整体护理体系的形成。

4. 为护理管理者提供理论支持 护理系统是一个动态的、开放的系统,包括临床护理、护理教育、护理科研等一系列相互关联、相互作用的子系统,它们之间的功能相互影响。护理要发展,护理管理者必须运用系统方法使其内部各要素之间相互协调;同时护理系统是社会的组成部分,与外界环境相互作用、相互制约,所以护理系统还须与其他系统协调与平衡,以促进护理学科不断地发展。

二、需要理论

护理的对象是人,人具有维持生存和健康最基本的需求,如果这些需求未获得满足,将会出现机体失衡而导致疾病,因此学习人类基本需要层次理论,可以帮助护理人员充分认识基本需要的特征和作用,预测并满足护理服务对象的需要,维持和促进服务对象的健康。

（一）需要的概念

需要又称需求,是人脑对生理与社会要求的客观反映,是指生物体处于缺乏或不足状态时,想去满足或补充那些不足或缺乏的倾向。因此,需要是维持生命不可或缺的基本条件。当人们的生理、心理和社会的需要出现缺乏状态时,如果机体的自动平衡倾向能让缺乏得到满足,就不产生需要,如果缺乏得不到满足,则产生需要。只有当缺乏得到满足,人体才能达到健康的平衡状态。反之,个体则可能陷入紧张、焦虑、愤怒等负性情绪中,导致人体失去平衡而产生疾病。

（二）需要层次论

在众多的人类基本需要理论中,其中最著名且应用最为广泛的是美国心理学家马斯洛所提出的基本需要层次理论,并在许多领域得到广泛应用。他将人的基本需要按其重要性和发生的先后顺序排成 5 个层次,并形象地用"金字塔"形状来进行描述(图 6-3)。

1. 生理需要 是人类最基本的需要,又称最低层次的需要,包括食物、空气、睡眠、排泄、休息等。生理需要是人类与生俱来的最基本的维持人的生命与生存的需要,在一切需要未得到满足之前,生理需要应首先考虑。但当生理需要满足时,它就不再成为个体行为的动力,个体就会产生更高层次的需要。反之,一个人被生理需要控制时,其他需要会

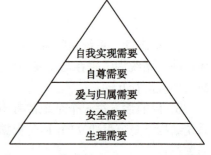

图 6-3 马斯洛基本需要层次理论示意图

被推到次要地位。

2. 安全需要　指安全感、避免危险、生活稳定、有保障。包括生理安全和心理安全两部分。生理安全是个体需要处于生理上的安全状态，需要受到保护，避免身体上的伤害；心理安全是指个体需要有一种心理上的安全感，希望得到别人的信任，并避免恐惧、焦虑和忧愁等不良情绪。安全需要普遍存在于各个年龄期，尤以婴儿更易察觉。

3. 爱与归属的需要　是指个体需要去爱别人，去接纳别人，同时也需要被别人爱，被集体接纳。从而建立良好的人际关系，产生所属团体的归属感。表明人渴望亲密的感情，若这一需要得不到满足，人便会感到孤独、空虚。

4. 自尊的需要　个体对自己的尊严和价值的追求。自尊有双重含义，一是拥有自尊心，有自我依赖，接纳自己，视自己是一个有价值的人；另一层含义则是被他人尊敬，得到他人的认同和重视。尊重的需要得到满足，使人产生自信、感到有价值、有能力。尊重需要得不到满足，人便会产生自卑、软弱、无能等感觉。

5. 自我实现的需要　是指一个人有充分发挥自己才能与潜力的要求，是力求实现自己理想和抱负的需要，并借此得到满足感。它是最高层次的需要，上面所述 4 种需要的满足都是为了这个最高的需要形式，使所有低层次的需要得到基本满足后，才出现并变得强烈，其需求的程度和满足方式有很大的个体差异。

（三）需要层次论的基本观点

1. 人的需要从低到高有一定层次性，但不是绝对固定的。

2. 需要的满足过程是逐级上升的。当低层次需要满足后，就向高层次发展。这 5 个层次需要不可能完全满足，层次越高，满足的百分比越小。

3. 人的行为是由优势需要决定的。同一时期内，个体可能存在多种需要，但只有一种占支配地位。但优势需要是在不断变动的。

4. 各层次需要相互依赖，彼此重叠。较高层次需要发展后，低层次的需要依然存在。只是对人行为影响的比重降低而已。

5. 不同层次需要的发展与个体年龄增长相适应，也与社会的经济与文化教育程度有关。

6. 高层次需要的满足比低层次需要满足的愿望更强烈，同时高层次需要的满足比低层次需要的满足要求更多的前提条件和外部条件。

7. 人的需要满足程度与健康成正比。在其他因素不变的情况下，任何需要的真正满足都有助于健康发展。

 知识链接

求知需要和审美需要

1970 年，马斯洛在《动机与人格》一书中提到了另外两种需要，即求知需要和审美需要。求知需要是指个体认识和理解自身及周围世界的需要。审美需要指对秩序、对称、完整结构及行为完美的需要。尽管马斯洛提到的这两种需要也是人类普遍存在的共有需要，但认为尚无足够证据证实它是人类的基本需要。

（四）需要层次理论在护理中的应用

1. 需要理论对护理的意义

（1）帮助识别护理对象未满足的需要：护士按照需要层次理论系统地收集护理对象的基本资料，并进行归纳与整理，以识别不同层次尚未满足的需要，发现护理问题。

（2）帮助确定应优先解决的健康问题：护士按照基本需要层次的内容及其层次间的关系，识别问题的轻、重、缓、急,确定需要优先解决的健康问题。

(3)帮助预测护理对象未感觉到或未意识到的需要:针对患者可能出现的问题,积极采取预防措施,防止问题的发生,以达到预防疾病的目的。

(4)帮助更好地理解护理对象的行为和情感:需要层次理论有助于护士更好地理解护理对象的行为和情感。如患者住院后思念幼小的女儿,这是爱与归属的需要;因化疗而脱发的患者,夏天戴帽子或头巾等饰物,是自尊需要的表现。

2. 帮助护理对象满足基本需要

(1)生理需要:疾病状态常使个体的基本生理需要得不到满足而表现为营养失调、排泄失禁、缺氧等,甚至可能导致护理对象的死亡。护理工作的重点是了解护理对象的基本需要,采取有效措施予以满足。

(2)安全需要:护理对象患病期间由于环境的变化、舒适的改变,会感到生命受到威胁而使其安全感明显降低。他们既寻求医护人员的保护、帮助,又担心医疗失误的发生。护理人员应加强各方面的健康教育,避免各种损伤的因素,提高诊疗护理水平,增强护理对象的自信心和安全感。

(3)爱和归属的需要:护理对象住院期间,由于与亲人的分离和生活方式的变化,爱和归属的需要变得更加强烈,他们希望亲人能对自己表现更多的爱和理解,也为自己不能像健康时那样施爱于亲人而痛苦。护理人员要通过细微、全面的护理,与护理对象建立良好的护患关系,使护理对象感受到护理人员的关怀和爱心。同时要加强同其家属、亲友沟通,应该鼓励家属探视,满足护理对象归属和爱的需要。

(4)自尊的需要:疾病可导致个体某些方面能力下降甚至丧失,使个体的自我概念紊乱,影响其对自身价值的判断,担心自己成为别人的负担,担心被轻视等。护理人员在与护理对象的交往中应注重护理对象的感受,尊重护理对象的隐私权,同时应充分调动护理对象的自我护理能力以增强护理对象的自尊感。

(5)自我实现的需要:此需要在患病期间最受影响且最难满足。疾病不可避免地导致个体暂时或长期丧失某些能力,不得不离开学习和工作岗位,使护理对象陷入失落、沮丧,甚至悲观、绝望的情感状态。这种不良情感反过来又会使个体的健康状况进一步恶化。护理的功能是保证低层次需要的满足,为自我实现需要的满足创造条件。在此基础上,护理人员应鼓励护理对象表达自己的个性、追求,帮助护理对象认识自己的能力和条件,战胜疾病,为达到自我实现而努力。

3. 满足护理对象需要的方式

(1)直接满足护理对象的需要:对暂时或永久性的丧失自我满足需要能力的护理对象,护理人员应及时采取有效措施,满足护理对象的基本需要,以减轻其痛苦,维持生命。

(2)协助满足护理对象的需要:对一些具有一定自我满足需要能力的护理对象,护理人员可根据具体情况指导护理对象尽量依靠自己的力量满足需要,同时有针对性地提供必要的帮助和支持,以提高护理对象的自护能力,促进护理对象早日康复。

(3)间接满足护理对象的需要:对那些有自护能力,但缺乏知识、信息和专业技术的护理对象,护理人员可通过健康教育、咨询等方式帮助他们提升自护的能力和知识,从而间接满足其需要。

课堂互动

　　患者,男性,50岁,因持续压榨样胸痛、胸闷、憋气、大汗淋漓入院治疗,诊断为急性心肌梗死。患者与妻子育有一子,正在读大学,家庭经济来源全靠他。住院第3天,他就急于出院上班,并多次表明身体已经恢复健康。

(1)患者目前有哪些需要?

(2)作为责任护士,应如何协助患者满足需要?

三、压力与适应理论

压力是每个人在一生中都会有的体验。随着现代社会生活节奏的加快，人们对生活中的压力感受已越来越明显。某些心身疾病，如溃疡病和高血压等与压力密切相关。因此，护士应该运用压力与适应理论，观察和预测护理对象的心理及生理反应，并采取各种护理措施避免和减轻压力对护理对象的影响，提高护理对象的适应能力，促进护理对象恢复身心健康。

（一）相关概念

1. 压力　又称应激或紧张，是个体对作用于自身的内、外环境刺激做出认知评价后引起的一系列非特异性的生理及心理紧张性反应状态的过程。

2. 压力源　又称应激源或紧张源，是指任何能够对机体施加影响并使之产生压力反应的内、外环境的刺激。常见的压力源如下：

（1）一般性压力源

1）生物性因素：各种微生物，如细菌、病毒和寄生虫等。

2）物理性因素：温度、光、声、放射线和外力等。

3）化学性因素：强酸、强碱和化学药品等。

（2）生理、病理性压力源

1）正常生理功能变化：如青春期、妊娠期和更年期改变等，或基本需要未满足，如饥渴、疲劳、疼痛、疾病和活动等。

2）病理性改变：如创伤、手术、缺氧和脱水等刺激。

（3）心理、社会性压力源：如生活中重大不幸事件的发生，家庭或工作中的人际关系不协调；工作或学习过度紧张，如应付考试、竞赛等；地理环境的改变，如搬家、旅行、住院等；还有一些正向的，但却带来重大变化的事件，如结婚、生子、毕业分配等。

3. 压力反应　压力源作用于个体时，个体出现的一系列表现称为压力反应。压力反应主要表现在以下方面：

（1）生理反应：如心率加快、血压升高、呼吸加快、掌心出汗、手足发凉、需氧量增加、肌肉张力增加、免疫力降低等。

（2）心理反应：主要包括心理冲突、情绪反应等。①心理冲突是指两种或两种以上不同方向的动机、情绪、态度、目标及反应同时存在，个体难以抉择，表现为不安、痛苦的心理紧张状态。②情绪反应是指人在喜、怒、哀、恐时所表现出的反应，主要的负面情绪有焦虑、忧郁、否认、发怒、怀疑、依赖、自卑、孤独、恐惧、注意力不集中等。

（3）认知反应：负面的认知反应主要表现为感知混乱、思维迟钝麻木、非现实性理想、自我评价丧失等。

（4）行为反应：负面的行为反应主要表现为逃避与回避、敌对与攻击、退化与依赖、固执与僵化、物质滥用等。

（二）塞里的压力与适应学说

加拿大著名的生理心理学家汉斯·塞里对压力进行了广泛的研究，其压力理论对压力研究产生了重要影响，被称为"压力理论之父"。

1. 全身适应综合征　个体为了适应压力会出现一系列的反应并按照一定的阶段性过程进行，分为以下三期。

（1）警觉期：人体觉察到威胁，激活交感神经系统而引起的警戒反应。在生理方面主要通过内分泌作用使身体有足够的能量去抵御压力，如心率加快、血压上升、血糖升高、瞳孔扩大等，持续的时间从几分钟到数小时。在心理方面主要通过人的心智活动而增加认知的警戒性。如果防御有效,则机体会恢复正常活动。若压力源持续存在,在产生警戒反应之后,机体就转入第二反应阶段。

（2）抵抗期:此期以副交感神经兴奋及人体对压力源的适应为特征。机体的防御力量与压力源相互作用,处于持衡状态。作用结果有两种:一是机体成功抵御了压力,内环境恢复稳定;二是压力持续存在,人体的抵抗能力无法克服,进入衰竭期。

（3）衰竭期:发生在压力源强烈或长期存在时。人体在适应过程中适应性资源被耗竭,不能代偿性地应对压力源,抵抗能力已经达到极限,随之迅速崩溃。警觉期的症状再次出现,但已是不可逆的,机体容易出现各种身心疾病或严重的功能障碍,导致全身衰竭,最终可能会面临死亡。

2. 局部适应综合征 在研究后期,塞里提出了此概念,认为机体在出现全身反应的同时,会出现某一器官或区域内的反应。

（三）对压力的防卫

每个人对压力做出的反应是不同的,个体的压力反应形态取决于个体对压力的感知及其应对能力和条件,也就是说,压力源并无绝对的强弱度。一般来说,没有适当防卫能力的人,所经受的压力相对严重,甚至会导致疾病的发生。因此,除自然防卫能力以外,还可以通过学习获得一些新的应对技能,借此主动处理所面临的压力情况。以下防卫模式,有助于人们避免严重压力反应。

1. 对抗压力源的第一线防卫——生理、心理防卫

（1）生理防卫:包括遗传素质、一般身体状况、营养状况、免疫能力等。如完整的皮肤可以防止体内水分、电解质和其他物质的丢失;健全的免疫系统可保护我们免受病毒和细菌的侵袭;营养不良者,即使受轻伤也容易感染。

（2）心理防卫:指心理上对压力做出适当反应的能力。人们常常在潜意识的状态下运用一种或多种心理防卫机制,以解除情绪冲突、避免焦虑和解决问题,是自我保护行为。机体常用的心理防卫机制有:

1）退化:个体的行为回到以前的发展阶段,而不适合目前的发展阶段。如一个成年人遇到某种事情,坐在地上大哭大闹。

2）合理化:从多个理由中选出合乎自己需要的理由加以强调,以维持自尊和避免内疚,如谚语"吃不到葡萄说葡萄酸"。

3）否认:拒绝承认那些会对自身造成威胁的事实,是个体面临突如其来事件的常见反应,如当个体听说自己身患癌症时,拒绝承认自己患有癌症。

4）转移:将对某一对象的情感或行为转移到另一个较能接受的代替对象身上。

5）补偿:个体用其他方面的成功或出众来弥补某些方面的缺陷。

6）升华:有意识地将个人的精力从烦恼的事件或无法实现的目标转向较为崇高的方面。

2. 对抗压力源的第二线防卫——自力救助

如果压力反应严重,个体第一线防卫相对较弱时,会出现一些身心应激反应,此时就必须使用自力救助的方法来对抗或控制压力反应,以减少急、慢性病的发展机会。自力救助的内容包括以下4个方面:

（1）正确对待问题:首先识别压力的来源,进行自我评估。如当一个人工作压力大、人际关系差时,不要否认问题的存在,应针对问题采取应对方法。应对的方法是设法改变情境,若不可能改变压力源,至少可以改变自己的感受和反应。例如,考试临近、学习压力太大,可以安排一定时间放松。总之,要及早找出压力源,并及时处理,不要否认问题的存在而任其滋长,这对身心健康是很重要的。

（2）正确处理情感:当人们遭受压力后,常出现焦虑、紧张、挫折、生气或其他情绪、情感。这些情感体验持续时间过久会对个体的身心造成伤害,因此应及时进行处理。处理的方法是首先找出引起这些情感体验的原因，有哪些伴随的生理反应，如食欲缺乏、心悸、失眠等；其次是要承认这些情感，并进行认真地分析、排解，恰当地处理好自己的情绪，如与朋友交谈或适当运用心理防卫机制等。

（3）利用可能的支持力量：当个体经受压力时，如果有一个强有力的社会网予以支持，可有效地帮助其度过困境。如一个人因某些事件感到焦虑时，若能与一个有过类似经验并能设身处地地为其设想的朋友交谈，是很有益处的。此外，寻求有关的信息也能减轻焦虑，如介绍肿瘤护理对象参加癌症俱乐部。一般而言，社会支持网中的重要成员可以是父母、配偶、子女和好友等，也可向有关的专业机构寻求支持。

（4）减少压力的生理影响：良好的身体状况是有效抵抗压力源侵入的基础，因此提高人们的保健意识，如养成良好的生活、卫生习惯，注意改善营养状况等有助于加强第一线防卫。此外，传统的气功疗法、松弛锻炼以及一些娱乐活动，如音乐欣赏、阅读、打太极拳、散步等均是帮助人们解脱压力的实用方法。

3. 对抗压力源的第三线防卫——专业辅助

当强烈的压力源突破了个体的第一、第二线防卫后导致个体出现身心疾病时，就必须及时寻求医护人员的帮助，由医护人员提供针对性的治疗和护理，如给予药物治疗、物理治疗和心理治疗等，并给予必要的健康咨询和教育来提高个体的应对能力，以利于其康复。第三线防卫是非常重要的，若个体不能及时获得恰当的专业帮助，会使病情加重或演变成慢性疾病，如溃疡性结肠炎、慢性忧郁症等。而这些疾病本身又可成为新的压力源，从而加重护理对象负担，并进一步影响其身心健康。如果防卫失效，其结果甚至可能导致护理对象死亡。

（四）压力的适应

1. 适应的概念　适应是指压力源作用于机体后，机体为保持内环境的平衡而做出改变的过程。是生物体得以生存和发展的最基本特性，是区分非生物体的重要特征之一。当人遭遇各种压力源时，都会想办法去应对，其目的就是适应。若适应成功，身心平衡便得以维持和恢复；若适应有误，就会导致患病。因此，适应是生物体调整自己以适应环境的能力，是机体维持内环境稳定、应对压力和健康生存的基础。

2. 适应的层次　人类的适应包括以下4个层次：

（1）生理适应：生理适应是指机体通过调整体内生理功能来适应外界环境的变化对机体需求的增加。

1）代偿性适应：外界对人体的需求增加或改变时，人体就会做出代偿性的变化。如进行慢跑锻炼的人，初期会感到身体有压力，出现心跳加快、呼吸急促、肌肉酸痛等不适，但坚持一段时间后，这些感觉就会逐渐消失。这是因为体内器官的功能慢慢地增强，适应了跑步对身体所增加的需求。

2）感觉的适应：指人体对某种固定情况的连续刺激而引起的感觉强度的减弱。如持续嗅某一种气味，感觉强度会逐渐降低，人们很快就习惯了这种气味而适应。另外，适应有时可表现为感觉灵敏度的降低，这是由于固定刺激或持续反应而引起的。如"久入芝兰之室而不闻其香"正是此适应的表现。

（2）心理适应：心理适应是指人们感到心理有压力时调整自己的态度去认识压力源，摆脱或消除压力，以恢复心理上的平衡。一般可运用心理防卫机制或学习新的行为（如松弛术）来应对压力源。如癌症护理对象平静地接受病情，积极配合治疗；丧失亲人后从悲痛中解脱出来面对生活等都是良好的心理适应。

（3）社会文化适应：社会文化适应是指调整个人的行动使之与各种不同的群体或其他文化相协调。包括与所处的家庭、专业集体、社会集团等的信念、习俗及规范相适应。如不同家庭有不同的生活、饮食习惯，新组成的家庭，有关成员必须相互适应。与其他民族、宗教、异地的概念、思想、传统和习俗相适应。如"入乡随俗"就是一种社会文化的适应。

（4）技术适应：技术适应是指人们在使用文化遗产的基础上创造新的科学工艺和技术，以改变周围环境，控制自然环境中的压力源。同时，现代技术又制造了不少新的压力源，如水、空气和噪声污染等，须进一步研究和适应。

（五）压力与适应理论在护理中的应用

压力对健康的影响是双向性的，它既可以损害健康，也可以有益于健康。应用压力与适应理论可帮助护士正确认识护理对象和自身的压力，并动员足够资源缓解压力，促进身心健康。此外，护士在护理服务对象的同时，也要学习自我应对压力的技巧，减轻工作中的压力刺激。

1. 护理对象的压力与应对策略

（1）护理对象常面对的压力源

1）陌生的环境：护理对象对医院环境的陌生，饮食不习惯，对负责自己的医生和护士不熟悉，对住院的作息制度不适应等。

2）疾病的威胁：护理对象感受到严重疾病造成的威胁，担心可能罹患了难治或不治之症，或即将手术，有可能致残等。

3）缺少信息：护理对象对所患疾病的诊断、治疗及即将采取的护理措施不清楚，对医护人员所说的医学术语不能理解，自己提出的问题不能得到医护人员耐心的解答等。

4）自尊丧失：护理对象因疾病丧失自理能力而依赖他人的照顾，不能独立完成进食、如厕、沐浴、穿衣等日常活动，且必须卧床休息，不能按自己的意志行事等。

5）与外界隔离：护理对象与所熟悉的家庭环境、工作环境隔离，不能与家人和朋友谈心，与病友、护士之间无共同语言、缺乏沟通，感到自己不被医护人员重视等。

（2）帮助护理对象应对压力的策略

1）为护理对象创造轻松的休息环境：护士应为护理对象创造一个整洁、安全、安静、舒适的病室环境。热情、主动地接待护理对象，介绍自己、主治医生、同室病友及医院的环境和规章制度，使护理对象消除由于恐惧、不安和孤独带来的心理压力。同时可指导患者进行放松训练，对已经感受到较大压力的患者进行放松训练，如深呼吸训练、固定视物深呼吸训练、听音乐或患者喜欢听的自然声音、渐进性肌肉放松训练、引导想象放松训练、言语暗示放松训练等。

2）协助适应护理对象角色：护士对护理对象要表示接纳、尊重、关心和爱护，使其尽快适应护理对象角色。①心理疏导：鼓励患者通过各种方式宣泄内心的感受及痛苦，如用语言、书信、活动等形式宣泄心理压力。因人而异与各类护理对象进行沟通，倾听他们的诉说，并给予解释、引导和安慰，释放其心理压力；②鼓励参与：对住院护理对象，激发其兴趣，使其克服依赖心理，让护理对象参与治疗和护理计划，使疾病得到早日康复；③培养自立：对恢复期护理对象，要避免护理对象角色强化，启发护理对象对生活树立信心，早日重返社会。

3）提供有关疾病的信息：护士将有关疾病的诊断、治疗、护理及预后等方面的信息及时、恰当地告知护理对象，减少护理对象的焦虑及恐惧情绪，并增加护理对象的自我控制及安全感。

4）协助保持良好的自我形象：护理对象因疾病的影响，自理能力下降，有的不能正常进行洗漱、梳理、穿着、饮食等，活动也受到一定限制，常使护理对象感到失去自我而自卑。护士应尊重护理对象，关心、体贴、照顾护理对象，协助护理对象进行生活护理，保持护理对象整洁的外表，改善自我形象，使他们获得自尊和自信。

5）协助护理对象建立良好的人际关系：护士应鼓励护理对象与医护人员、同室病友交往，融洽相处。动员社会支持系统（领导、同事、亲人、朋友）的关心、帮助，使护理对象感到周围人对他的关爱和重视，从而达到心理平衡、心情愉悦。

2. 护士的工作压力与应对策略

（1）护士的工作压力：人人都有产生压力和疲惫感的可能，而护理人员的工作压力更大、更明显。因此,应用压力与适应理论识别护士面对的压力源,并通过调节,适应工作中的压力,具有重要的社会意义。护士常面对的压力源有:

1) 紧张的工作性质:护士工作事关人民的生命与健康,护士常面临急危重症抢救与监护,这注定了护理工作的紧张、忙碌和责任重大。

2) 沉重的工作负荷:由于人们的医疗保健需求日益增长,而在各级、各类医疗机构中,护士编制数量往往不足,护士的工作负荷包括脑力和体力两个方面,导致护士须超负荷工作;护士要频繁倒班,扰乱了人的正常生理节律,对护士的身心、家庭生活和社交活动都产生不良影响。

3) 复杂的人际关系:医院是一个复杂多变的环境,护士面对的是经受疾病折磨、心理状态和层次不同的护理对象,要应对护理对象及其家属焦虑、恐惧、悲伤、愤怒等的情绪变化,这必将增加护士的心理压力。同时,医护关系也是主要的压力源,由于社会上部分人仍存在对医生更尊重和认可,认为护士只是医生的助手,使护士对自身的价值产生怀疑。同时,工作中医护协调上的冲突,也会使护士产生压力。

4) 高风险的工作环境:医院环境中的致病因子,如细菌、病毒、核辐射的威胁、药物的不良反应等,使护士在客观上常面临感染的危险和其他医源性损伤;另外,担心发生差错事故会威胁护理对象身心健康,护士必须为此承担相应的法律责任,这种高风险也给护士带来很大的心理压力和工作压力。

(2) 护士适应工作压力的策略

1) 正确认识压力并创造一种平衡:树立正确的职业观,对工作压力进行积极的评估,树立"适度的压力是有好处的"观点。充分了解自我,设立现实的期望和目标,掌握必要的心理健康知识,学会应付各种压力的心理防御技巧。

2) 加强学习,提高自身业务技能:护士应参加继续教育,不断提高专业知识与技能水平,提高自我调节、解决问题等应对压力的能力。

3) 动用社会支持系统:在面临压力时可向亲属、朋友、同事倾诉,宣泄压力、寻求帮助;也要善于利用领导和上级主管部门的支持,使其给护士提供更多深造的机会,提高护士的待遇,合理调配人员,避免护士从事非专业性工作,以免造成护士人力资源的浪费。

4) 应用放松技巧:护士应注意培养一些轻松、健康的兴趣与爱好,在工作之余得以放松。在面临压力时,可采用适宜的自我调节方法,如听音乐、散步、阅读、应用放松技巧等。

5) 提高护士地位:大力宣传和树立护理队伍中的先进典型,对做出突出贡献的护士实施奖励,推动全社会尊重护士的良好风尚,提高护士地位。妥善处理各种人际关系,减少因人际关系紧张或冲突带来的压力。

四、生长与发展理论

生长与发展又译为生长与发育。生长指由于细胞增生而产生的生理方面的改变,是量的变化。发展泛指事物的增长、变化和进步,在一生中是持续进行的,既是量变也是质变的过程。生长与发展理论源于发展心理学,主要研究整个生命过程中个体身心变化与年龄的关系。学习生长与发展理论,有助于护理人员了解不同年龄段个体的发展特点,从而提供全方位的护理。

(一)弗洛伊德的性心理发展理论

弗洛伊德是奥地利著名的精神病学家及精神分析学家,精神分析学派的创始人,被誉为"现代心理学之父"。

1. 理论的主要内容

(1) 意识层次:弗洛伊德认为意识是有层次的,可分为意识、前意识、潜意识。意识是人们直接感知的心理活动;潜意识是人们没有意识到的深层心理活动;前意识介于意识和潜意识之间。意识、潜意识、前意识是人的基本心理结构,在个体适应环境的过程中各有其功能。意识保持着个体与外部现实联系和相互作用;潜意识使个体的心理活动具有潜在的指向性,潜意识中潜伏的心理矛盾和心理冲突等常常是导致个体产生焦虑,乃至心理障碍的症结。

（2）人格结构:弗洛伊德认为在分析人心理活动的基础上,人格由三部分组成,即本我、自我和超我。本我处于潜意识深处,是人格最原始的部分,是潜意识欲望的根源,包含遗传的各种内容,与生俱来。本我受快乐原则支配,目的在于争取最大的快乐和最小的痛苦。自我是大脑中作用于本我与外部现实的一种特殊结构,其功能是在本我的冲动和超我的控制发生对抗时进行平衡。自我考虑现实,遵循现实原则。超我大部分存在于意识中,是人格中最理性的部分,由良心和自我理想两部分组成。其特点是按照社会规范、伦理、习俗等来辨明是非和善恶,从而对个体的动机进行监督和管制,使其行为符合社会规范和要求。发展的过程就是人格结构的这三部分相互作用的表现。如果能彼此调节、和谐运作,个体就会发展成一个有良好适应能力的人;如果失去平衡,就会演变成心理异常。

（3）人格发展阶段:主要论述了性心理的发展,他认为人类是倾向自卫、享乐和求生存的,其原动是原欲,又称本能冲动。人的一切活动是为了满足性本能,但条件、环境不允许人的欲望任意去满足,人的本能被压抑后,会以潜意识的方式来表现,从而形成了性压抑后的精神疾患或变态心理。他将性心理发展分为 5 个阶段:口欲期、肛欲期、性蕾期、潜伏期和生殖期,每个时期的特点及护理应用见表 6-1。

表6-1　弗洛伊德性生理发展的 5 个阶段与护理应用

阶段	年龄	特点	护理应用
口欲期	0～1 岁	口部成为快感来源的中心	喂养可为婴儿带来快乐、舒适和安全感。因此喂养应及时,而且方法得当
肛欲期	1～3 岁	肛门和直肠成为快感来源的中心	对大便的控制和最终排泄可为小孩带来快感和一种控制感。因此在对小孩进行大小便训练时,应留给他愉快的经历,并适当鼓励,以利于健康人格的发展
性蕾期	3～6 岁	生殖器成为快感来源的中心	孩子对异性父母的认识有助于日后建立起自己正确的道德观与良好的两性关系,因此应鼓励他对性别的认同
潜伏期	6～12 岁	精力主要放在智力活动与身体活动上	鼓励小孩追求知识、认真学习与积极锻炼
生殖期	12 岁以后	能量和精力逐步转向建立成熟的异性关系上	鼓励自立、自强和自己做决定

2. 弗洛伊德的性心理发展理论在护理中的应用　弗洛伊德的性心理发展理论有助于护士认识到潜意识对情绪和行为的支配作用,正确理解不同年龄阶段的护理对象外在的焦虑、愤怒等异常情绪和反常行为是一种心理防卫,反映的是护理对象内心深处的心理需要,从而给予其及时、适当地解释与预见性地干预,并根据不同年龄的不同护理对象及其目前的主要矛盾帮助其调整混乱的自我体系,顺利化解矛盾,促进服务对象健康人格的发展。

（二）艾瑞克森的心理社会发展理论

艾瑞克森在弗洛伊德的性心理发展理论的基础上,提出了解释整个生命历程的心理社会发展理论。

1. 理论的主要内容　艾瑞克森的理论强调文化及社会环境在人格发展中的重要作用,他认为人的发展包括生物、心理及社会 3 个方面的变化过程。将人格发展分为 8 期:婴儿期、幼儿期、学龄前期、学龄期、青春期、青年期、成年期和老年期。每一时期都有一个主要的心理社会危机需要面对，危机就是个体逐渐成熟的自我与社会之间的一种普遍冲突。危机处理得好与不好将导致正性或负性的社会心理发展结果。艾瑞克森的心理社会发展阶段理论见下表（表6-2）。

表6-2　艾瑞克森的心理社会发展阶段理论

阶段	年龄	危机	正性解决指标	负性解决指标
婴儿期（口感期）	出生至18个月	信任对不信任	学会相信别人	不信任、退缩或疏远别人
幼儿期（肛-肌期）	18个月至3岁	自主对羞愧	学会自控而不失自尊，能与人共处	过度自我约束或依从别人的行为
学龄前期（生殖运动期）	3～6岁	主动对内疚	敢于有目的地去影响和改变环境，并能评价自己的行为	缺乏自信，态度消极，怕出错，过于限制自己的活动
学龄期（潜在期）	6～12岁	勤奋对自卑	能求得创造与自我发展，并能控制自己的世界	对自己失望，并从学校的学习及同学的交往中退缩下来
青春期	12～18岁	自我认同对角色紊乱	有自我认同感及发展自身潜能的计划	角色模糊不清，难以进入角色要求
青年期	18～35岁	亲密对孤独	能与异性建立起亲密关系，对工作与家庭尽职尽责	缺乏人际交往，逃避工作或家庭中的责任
成年期	35～65岁	创造对停滞	富有创造性，生活充实，关心他人	纵容自己，自私，缺乏责任心与兴趣
老年期	65岁以上	完善对失望	感到一生值得，能乐观对待死亡	失望感，鄙视他人，追悔往事，消极

2. 艾瑞克森的心理社会发展理论在护理中的应用　艾瑞克森的心理社会发展理论有助于护士了解个体人格发展的规律和不同阶段个体发展面临的社会心理矛盾和危机，充分认识到疾病常可导致个体所面临的发展阶段的矛盾激化，影响和改变个体生活与心理人格的正常发展，并表现出某些异常的心理行为反应。在此基础上护士能更准确地发现护理问题，采取有效的心理护理措施。心理社会发展理论高度重视环境社会因素对人的心理发展的影响，对护理工作内容和方法有指导意义。它有助于护理能够作为一种外在的社会力量，不仅帮助患者身体康复，而且帮助患者充分调动社会环境因素，如患者的亲属朋友、社会组织机构、同病室病友等，共同关心、支持患者，使患者感到自己仍然生活在正常的环境之中，仍在进行正常的社交活动，从而预防人格发展障碍或心理危机，促进人格的健康发展。

（三）皮亚杰的认知发展理论

1. 理论的主要内容　皮亚杰认为儿童思维的发展并不是由教师或父母传授给儿童的，而是通过儿童与环境相互作用，经同化和顺应两个基本认知过程而形成的。当个体面临某个刺激情境或困难情境时，个体企图用原有的认知结构去解决，这种认知经历称同化。若原有认知结构不能对新事物产生认知，个体只有通过改变或扩大原有的认知结构，以适应新的情况，这种认知心理过程称顺应。皮亚杰将认知发展过程分为4个阶段。

（1）感觉运动期：0～2岁，此期是儿童思维的萌芽，通过感觉和运动，如吸吮和抓握等，来认识周围的世界。此期分为6个亚阶段，即反射练习期、初级循环反应期、二级循环反应期、二级反应协调期、三级循环反应期和表象思维开始期。

（2）前运思期：2～7岁，此期是儿童的思维发展到了使用符号的水平，即开始使用语言来表达自己的需要，但思维尚缺乏系统性和逻辑性。以自我为中心，观察事物时只能集中于问题的一个方面而不能持久和分类。

（3）具体运思期：7～11岁，在此期儿童摆脱以自我为中心，能同时考虑问题的两个方面或更多方面，如能接受物体数目、长度、面积、体积和重量的改变。想法较具体，初步形成了逻辑思维能力。

（4）形式运思期：11岁起，思维能力开始接近成人水平，能进行抽象思维和假设推理。但此期青少年是另一种新的自我为中心的阶段，且富于想象，迷恋科学幻想，凭想象而虚构的世界与现实社会可能会有很大差别。

2. 皮亚杰的认知发展理论在护理中的应用　皮亚杰的认知发展理论被护理工作者广泛应用于对儿童教育及与儿童沟通上。护士同样是教育者，认知发展理论可以帮助护士了解不同发展阶段患病儿童的认知方式和行为方式，采取他们能够接受的语言、方法及沟通方式，使他们乐意配合各项护理操作的实施，并能对他们实施有针对性的、适合他们认知水平的健康教育。例如，可利用前运思期儿童思维缺乏守恒性的特点，用宽而浅的容器盛放食物，鼓励患病儿童进食；可根据具体运思期的儿童须依赖具体形象进行逻辑推理的特点，运用生动形象的事例帮助他们理解护理要求，自觉配合和参与护理活动，从而提高护理工作的质量和健康教育的效果，促使患病儿童身心的康复和认知的正常发展。

第二节　常用的护理理论

护理理论家们在借鉴其他学科理论的基础上，通过积极尝试和不断探索，相继建立了护理学的理论或模式，从不同角度对护理现象进行解释，对护理核心概念进行描述，对概念之间的关系进行逻辑推测，为护理学理论知识体系的建立和发展作出了积极的贡献。本节主要介绍奥瑞姆的自理理论、罗伊的适应模式、纽曼的保健系统模式和华生的人文关怀学说。

一、奥瑞姆的自理理论

自理理论，又称自护理论，是由美国著名护理理论家罗西娅·奥瑞姆提出的。论述了人在自理方面的局限、自理缺陷与健康的关系及其护理需要，在护理教育、科研和临床中得到了广泛应用。

（一）奥瑞姆的自理理论的内容

奥瑞姆（Orem）的自理理论包括相关的3个理论结构：自我护理理论结构、自理缺陷理论结构和护理系统理论结构。

1. 自我护理理论结构　人是一个有自理能力的自理体，当自理需要小于或等于自理体的自理能力时，人就会自理。

（1）自理：即自护，自我照顾，是个体为维持生命，确保自身的结构完整和功能正常，维护生长发育的需要所开展的一系列自发性调节活动。自理是人类的本能，是连续而有意识地活动。正常成年人都能进行自护活动，但婴幼儿以及健康受影响的个体，如护理对象、残疾人则需要不同程度的帮助。

（2）自理能力：即自我照顾的能力。这种能力受年龄、健康状况、接受教育的程度、信仰和生活方式等很多因素的影响，但通过学习可以不断提高和发展，在不同时期和不同情况下其自理能力是不同的。

（3）自理主体：是指能完成自理活动的人。在正常情况下，健康成人的自理主体是其本人；而儿童、护理对象或残疾人等由于自身自理能力受限，不能独立承担自理主体，故他们的自理主体部分是自己，部分是健康服务人员或照顾者。

（4）自理总需要：是指在特定时期内，个体自理活动的总称。包括一般性的、生长发展的和健康不佳时的自理需要。

（5）治疗性自理需要：是个人通过正确而有效的途径以满足自己的发展及功能需要。

2. 自理缺陷理论结构　自理缺陷理论是奥瑞姆的自理理论的核心部分。奥瑞姆认为在某一特定的时间内，个体有特定的自理能力及自理需要，当个体的这种自理需要大于自理能力时，就会出现自理缺陷。这时，个体为恢复平衡就需要借助外界的力量，即护士的帮助。因此，自理缺陷的出现是个体需要护理照顾和帮助的原因（图6-4）。

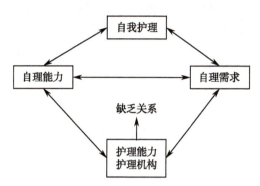

图6-4　奥瑞姆的自理缺陷理论结构示意图

3. 护理系统理论结构　奥瑞姆阐述的护理系统理论结构中指出，护理活动依据护理对象自理需要和自理能力缺陷程度而定，为了有助于确立护理职责范围及护士和护理对象的角色与行为，根据护理对象的自理需求和自理能力的不同，设计了3种补偿系统：

（1）全补偿护理系统：护理对象完全没有能力自理，需要护士进行全面帮助。护理应保证满足其所有的基本需要，包括氧气、水、营养、排泄、个人卫生、活动等。适用于病情危重须绝对卧床休息、昏迷、智能低下及高位截瘫护理对象等（图6-5）。

（2）部分补偿护理系统：根据个体自理能力的不同，护理人员给予适当的帮助，以满足需要。在自理操作时，护士与护理对象共同参与，有些护理对象能满足大部分自理需要，但某些情况下需要不同程度的帮助，如近期手术后的护理对象在如厕及走路等方面需要协助（图6-5）。

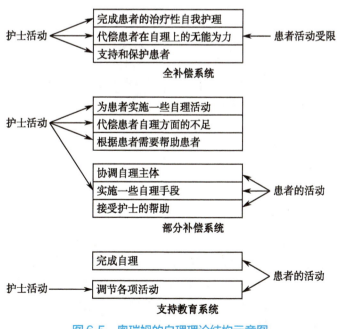

图6-5　奥瑞姆的自理理论结构示意图

（3）支持教育系统：护理对象有能力执行或学习一些必需的处理方法，但必须在护士的帮助下才能完成。帮助的方法有支持、指导、教育护理对象或提供促进发展的环境，以提高自理能力。如糖尿病护理对象通过学习，掌握控制饮食、检查尿糖的方法等（图6-5）。

（二）奥瑞姆的自理理论与护理实践的关系

奥瑞姆的自理理论被广泛地应用于临床护理实践、护理教育、护理科研等各个领域。奥瑞姆认为，将自理理论与护理程序有机地结合起来，通过设计好的评估方法及工具，评估服务对象的自理能力及自理缺陷，以帮助服务对象更好地达到自理，可将护理工作方法分以下3步：

1. 评估服务对象的自理能力和自理需要　护士可通过收集资料确定服务对象为什么需要护理，其自理需要、自理能力，自理需要与自理能力之间的关系等，同时确定需要采取哪些护理措施以满足服务对象的自理需要。在此阶段，必须评估服务对象及其家属的自理能力，以便使他们参与护理活动，尽快达到自理。

2. 设计适当的护理系统　根据前一阶段评估的服务对象的自理需要和自理能力，在全补偿系统、部分补偿系统和支持教育系统中选择一个恰当的护理系统，并结合服务对象治疗性自理需求的内容制订详细的护理计划以达到恢复和促进健康、提升自理能力的目的。

3. 执行和评价　按照第二步中设计的方案实施护理。在执行过程中，此阶段要求护士要不断观察护理对象的反应，评价护理效果，根据护理对象自理需求和自理能力的变化，及时调整护理系统，修改护理方案。

二、罗伊的适应模式

适应模式是美国护理理论家卡利斯塔·罗伊提出的。罗伊注意到儿童在生长发展阶段的心理变化及对环境的适应能力及潜能，认识到适应是描述护理的最佳途径，因此不断地进行此方面的研究，并在此后的许多年对该模式进行了不断地完善及发展。

（一）罗伊的适应模式基本内容

罗伊认为，适应模式是围绕人的适应行为，即人对周围环境中刺激的适应。模式的基本结构及内容见下图（图6-6）。人作为一个系统始终处于内部和外部的各种刺激中，要不断地从生理、心理两个层面调节，以适应内外环境的变化，维持自身在生理功能、自我概念、角色功能和相互依赖方面的完整，从而保持健康。

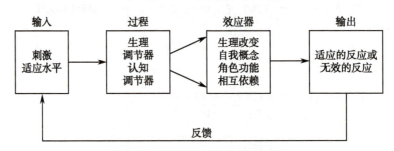

图6-6　罗伊的适应模式基本结构

1. 刺激　指能够引起人某种反应的内部或外部的任何信息。刺激可分为三类：主要刺激、相关刺激、固有刺激。主要刺激即当时面对的，需要立即应对的；相关刺激是一些诱因性的刺激，或对当时有影响的刺激；固有刺激是原有的，构成本人体质性的刺激，这些刺激可能与当时的情况有一定的关系。如心绞痛可能是三种刺激综合引起的，心肌供血不足是主要刺激，气温变化、情绪变化等为其相关刺激；本人的职业、家族遗传史等为其固有刺激。

2. 适应水平　是输入的一部分，如果刺激在人适应区内，则人可能适应，如刺激在人的适应区外,则人不能适应刺激。

3.应对机制　指个体对环境的变化进行先天或后天学习得来的反应的方式。对于各种刺激,人们通过应对机制完成自身系统的调节过程,人有两种调节机制。

(1)生理调节:当刺激作用于机体时,机体通过神经-内分泌途径进行调节来发挥作用。

(2)心理调节:当刺激作用于机体时,机体通过大脑皮质处理信息,通过学习、判断和情感变化等复杂过程进行的调节来发挥作用。

人是一个完整的个体,遇到刺激时,可以单独发生某一方面的调节,但生理和心理调节共同发挥作用更常见。

4.效应器　个体的调节结果主要反映在4个方面的效应器上,分别是:

(1)生理功能:通过生理调节来适应内、外环境的变化,维持生理功能的稳定,包括与氧合、营养、排泄、活动与休息、体温调节、体液与电解质的平衡、神经与内分泌等需要和功能相关的适应性反应。生理功能适应方式反映个体的生理完整性。

(2)自我概念:是个体对自己的看法,包括躯体自我和个人自我。躯体自我是个体对自己的外形、容貌、身体功能的感知与评价。个人自我是对自己能力、气质、性格、理想、道德、社会地位等心理社会方面的感知与评价。自我概念的适应方式主要通过改变认知、调整期望值等来适应环境的变化。自我概念适应方式反映人的心理完整性。

(3)角色功能:是指个体对其承担的社会角色应尽职责的表现。角色是个人所承担的社会责任,一个人同时可以承担多种角色。角色功能反映个体的社会完整性,角色扮演得好,则表示社会功能完整。

(4)相互依赖:是指个体与其重要关系人和各种支持系统相互间的依存关系,包括爱、尊重、支持、帮助、付出和拥有。个体面对难以应对的刺激时,常需要从相互依赖的关系中寻找帮助和情感支持。相互依赖适应方式反映个体人际关系的完整性。

5.输出　可以是适应性反应或无效性反应。

(1)适应性反应:人能适应刺激,并维持了自我的完整统一。

(2)无效性反应:不能适应刺激,自我完整统一受到损害。

人在面对刺激时能否做出有效的反应取决于其适应水平,但是个人的适应能力和水平不是固定不变的,而是随着时间、环境、条件的不同而变化。

(二)罗伊的适应模式与护理实践的关系

罗伊的适应模式被广泛地应用在临床护理实践中,该理论认为护士的主要任务是采取各种方式控制影响服务对象的刺激,扩大服务对象的适应范围,改善服务对象的适应方式,促进服务对象的适应。根据适应模式,将护理的工作方法分为6个步骤,包括一级评估、二级评估、护理诊断、制定目标、干预和评价。

1.一级评估　一级评估又称行为评估。是指收集与生理功能、自我概念、角色功能和相互依赖四个方面有关的输出性行为,故又称行为评估。通过一级评估,护士可判断护理对象的行为反应是适应性反应还是无效性反应。

2.二级评估　二级评估是对影响护理对象行为的三种刺激因素进行评估,即对主要刺激、相关刺激、固有刺激的评估。通过二级评估,可帮助护士明确引发护理对象无效反应的原因。

3.护理诊断　护理诊断是对护理对象适应状态的陈述或诊断。护士通过一级评估和二级评估,可明确护理对象的无效反应及其原因,进而可推断出护理问题或护理诊断。

4.制定目标　制定目标是对护理对象经护理干预后应达到的行为结果的陈述。制定目标时护士应注意尽可能与护理对象共同制定并尊重护理对象的选择,且制定可观察、可测量和可达到的目标。

5.护理干预　护理干预是护理措施的制定和落实。护理干预可通过改变或控制各种作用于适应系统的刺激,即消除刺激、增强刺激、减弱刺激或改变刺激,使其全部作用于个体适应范围内。干预也可着重提高人的应对能力,扩大其适应范围,使其全部刺激能作用于适应范围以内,以促进适应反应。

6. 评价 护士应将干预后护理对象的行为改变与目标行为相比较,确定护理目标是否达到,找出未达到的原因等,然后根据评价结果再做计划的修订与调整护理干预措施。

<h3 style="text-align:center">三、纽曼的保健系统模式</h3>

美国护理理论家纽曼提出了保健系统模式,该模式被广泛应用于指导社区护理及临床护理实践。

(一)纽曼的保健系统模式内容

纽曼的保健系统模式是围绕压力与系统而组织的,是一个综合的、动态的、以开放系统为基础的护理概念性框架。主要考虑压力源对人的作用及如何帮助人应对压力源,发展及维持最佳的健康状况。模式重点叙述了四部分内容:与环境互动的人、压力源、面对压力源人体做出的反应以及对压力源的预防。

1. 人 纽曼认为,人是与环境持续互动的开放系统,称为服务对象系统。这个系统的结构可以用围绕着一个核心的一系列同心圆来表示(图6-7)。在该理论框架的指导下,护士可以利用各级预防的护理干预方法,促进护理对象的健康。

(1)核心部分:从图中可以看出,核心部分为基本结构,是机体的能量源。它由生物体共有的生存基本因素组成,如解剖结构、生理功能、基因类型、反应类型、自我结构、人之能力、体内各亚系统的优势与劣势等。基本结构能量源受人的生理、心理、社会文化、精神与发展这五个方面功能状态及其相互作用的影响和制约。当能量源储存大于需求时,个体保持机体的稳定与平衡。

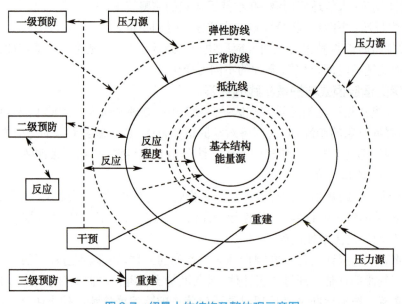

图6-7 纽曼人体结构及整体观示意图

(2)弹性防线:又称动态防御线,为最外层虚线圈,位于机体正常防线之外,充当机体的缓冲器和滤过器,常常处于波动之中。一般来说,弹性防线距离正常防线越远,弹性防线越宽,其缓冲、保护作用就越强。弹性防线受个体生长发育、身心状况、认知技能、社会文化、精神信仰等影响。失眠、营养不足、生活欠规律、身心压力过大等都可削弱其防御效能。因此,弹性防线的主要功能是防止压力源入侵,缓冲、保护正常防线。

（3）正常防线:为弹性防线内层的实线圈,位于弹性防线和抵抗线之间。机体的正常防线是人在其生命历程中建立起来的健康状态或稳定状态,它是个体在生长发育及与环境的互动过程中对环境中压力源不断调整、应对和适应的结果。因此,正常防线的强弱与个体在生理、心理、社会文化、精神与发展等方面对环境中压力源的适应与调节程度有关。与弹性防线相似,正常防线也是动态的,只是变化速度慢得多。当健康水平增高时,正常防线扩展;健康状态恶化,则正常防线萎缩。若压力源侵犯到正常防线,个体发生应激反应,可表现出稳定性降低和疾病。

（4）抵抗线:为紧贴基本结构外层的一系列虚线圈。由支持基本结构和正常防线的一系列已知和未知的因素构成,如免疫功能和其他生理机制。当压力源入侵到正常防线时,抵抗线被无意识地激活,若抵抗线功能能有效发挥,它可促使个体恢复到正常防线的健康水平;若抵抗线功能失效,可导致个体能量耗竭,甚至死亡。

以上三种防御机制,既有先天赋予的也有后天学习的,抵抗效能取决于个体心理、生理、社会文化、精神、发展五个变量的相互作用。三条防御线中,弹性防线保护正常防线,抵抗线保护基本结构。当个体遇到压力源时,弹性防线被首先激活,若弹性防线抵抗无效,正常防线受到侵犯,个体发生反应、出现症状,此时,抵抗线被激活,若抵抗有效,个体又恢复到正常的健康状态。

2. 压力源　是引发紧张和导致个体不稳定的所有刺激。纽曼将压力源分为:

（1）个体内的:即个体内部应激源,指来自个体内与内环境有关的压力,如愤怒、悲伤、自我形象改变、自尊紊乱、疼痛、气急、失眠等。

（2）人际的:即人际应激源,指来自两个或多个个体之间的压力,如夫妻关系、上下级关系、护患关系紧张,父母与子女间的角色期望冲突等。

（3）个体外的:即个体外部应激源,是指发生于体外、距离比人际压力源更远的压力,如经济状况欠佳、环境陌生、社会医疗保障体系的变革等。

3. 反应　纽曼认同"压力学之父"塞利对压力反应的描述,赞同其提出的压力可产生全身适应证和局部适应证以及压力反应的三阶段学说。纽曼进一步提出:压力反应不仅局限在生理方面,这种反应是生理、心理、社会文化、精神与发展多方面的综合反应。

4. 预防　纽曼认为护士应根据护理对象系统对压力源的反应采取 3 种不同水平的预防措施。

（1）一级预防:适用于人对压力源没有发生反应时,一级预防目的是防止压力源侵入正常防线,保持人作为一个系统的稳定性,促进及维护人的健康。主要措施可采取减少或避免与压力源接触,巩固弹性防线和正常防线来进行预防。

（2）二级预防:适用于压力源已经穿过正常防御线后,人的动态平衡被破坏,出现症状或体征时。二级预防的目的是减轻和消除反应,恢复个体的稳定性并促使其恢复到健康状态。护理的重点是帮助服务对象早期发现、早期治疗。

（3）三级预防:适用于人体的基本结构能量源遭到破坏后。用于加强抵抗线。护理的重点是帮助服务对象恢复及重建功能,减少后遗症并预防压力源的进一步损害,目的是进一步维持个体的稳定性,防止复发。

（二）纽曼的保健系统模式与护理实践的关系

纽曼发展了以护理诊断、护理目标和护理结果为步骤的独特的护理工作步骤。

1. 护理诊断　护士首先需要对个体的基本结构、各防线的特征以及个体内、个体外、人际存在的和潜在的压力源进行评估,然后再收集并分析个体在生理、心理、社会文化、精神与发展各个方面对压力源的反应及其相互作用的资料,最后就其中偏离健康的方面做出诊断并排出优先顺序。

2. 护理目标　护士以保存能量,恢复、维持和促进个体稳定性为护理原则,与服务对象及其家属一起,共同制定护理目标及护理措施并设计预期护理结果。将三级预防护理原则贯穿其中,利用一级预防、二级预防、三级预防中的一个或多个作为护理干预措施来规划和组织护理活动。

3. 护理结果   是护士对干预结果进行评价并验证干预有效性的过程。评价内容包括个体内、个体外、人际因素是否发生了变化,压力源本质及优先顺序是否改变,机体防御功能是否有所增强,压力反应症状是否得以缓解等。根据评价和验证的结果进一步修订和调整护理计划和护理措施。

四、华生的人文关怀学说

人文关怀是一个哲学范畴的概念,又称人性关怀或关怀照护,是对人的生命与生存质量的关注,对人应有的人格、尊严和需求的肯定,它集中表现为对人文精神价值的弘扬和对人性的根本关怀。美国护理学家华生将"护理"和"人文关怀"结合,建立并发展了人文关怀学说。

(一)理论的基本内容

1. 主要概念

(1)关怀的概念:华生认为关怀是护理的一种道德观念,是一种人际的治疗过程,以达到促进人类健康、保留人类尊严的目的。其内涵包括对人信念的秉承,尊重患者的个别性,真正了解临床情境,做到与患者同在。

(2)关怀活动:华生将护理关怀活动分为表达性活动和操作性活动。表达性活动指提供情绪上的支持活动,如情感上的共情等。操作性活动指提供护理服务,以减轻病痛,如提供疾病上的治疗措施。

2. 十大关怀要素

华生认为护理活动是科学性和人文性的结合。人性关怀的实现需要护士按照人性关怀的10个要素来完成,其中前3个要素被华生称为"人文关怀学说的哲学基础"。

(1)形成人文利他主义的价值体系:人文利他主义价值体系是十大关怀要素的核心,是指通过给予和扩展达到自我满足。

(2)灌输信心和希望:华生的人文关怀学说的独特之处在于强调精神和心理因素对康复的作用。护士可以通过专注、沉思、强化精神信仰等方法为患者带来一种安适感,达到机体多维度的协调和平衡。

(3)培养对自我和他人的敏感性:对自我的敏感性表现为善于反省自我,不断总结提高;对他人的敏感性表现为善于察言观色,能够从患者的表情、动作、语音、语调等细节发现患者的需要,并及时做出判断和反应。

(4)建立帮助与信任的关系:华生认为,护理的核心是指导护患关系的形成,而不是护理实践的任务和程序,护患之间的帮助 - 信任关系对形成互动性关怀照护关系极为关键。护士要理解患者的感受,积极地接纳患者,与之进行语言和非语言的沟通。

(5)促进并接受正性和负性的感受:在护患关系形成的过程中,护士要鼓励患者表达各种感受,并具有对患者的正性或负性感受给予恰当反应的能力。

(6)系统地运用科学的解决问题的方法进行决策:华生认为,如果没有科学的解决问题的方法的指导,则不可能形成有效的护理实践,甚至会给患者带来伤害。护理程序为解决护理问题提供了科学的程序和方法。

(7)促进人际的教与学:护患关系形成的过程中,护士应充分了解患者的认知水平和学习需求,将知识转化为患者个体化的信息,增强患者对自身健康的控制感。患者应明确表达自己的学习需求,对自己的健康负责。

(8)提供支持性、保护性或矫正性的生理、心理、社会文化和精神的环境:护士应认识到内部环境和外部环境对个体健康和疾病的影响，为患者提供清洁的、舒适的环境，同时还应为患者提供安慰、安全感并尊重其隐私，增强患者的自我价值感和自尊感。

（9）帮助患者满足人性的需要：华生根据马斯洛的需要层次理论发展形成了她的人文关怀学说中的人性需求层次：①生存性需求，包括对空气、水、食物、排泄等的需求；②功能性需求，包括对活动、安静、安全感的需求；③整合性需求，包括对成就感、归属的需求；④发展性需求，包括对自我实现的需求。评估和满足患者的需求是护士的主要职责。

（10）允许存在主义现象学力量的影响：允许存在主义现象学力量的观点使得护士可以通过患者的生活经历、事件以及主观感受理解患者，帮助患者认识疾病与成长的意义，发现生活中的积极面，重获健康的信心和力量。

（二）人文关怀学说与护理实践的关系

华生的人文关怀学说得到世界范围内的广泛认同。人文关怀是护理实践的核心和本质，护理的目标是促进个体达到身体、心理、心灵的最高和谐境界，从而实现自我学习、自我尊重、自我康复、自我关怀，同时允许个体差异的存在。

1. 临床护理　人文关怀学说在不同的场所和不同的护理对象中得到证实。该学说为护理人员的实践活动提供了有意义的道德和理论基础，它强调沟通技巧、人际互动、关注护士和患者等人性化照护过程，以促进健康和康复。目前在临床护理领域应用较为广泛，包括重症监护、新生儿重症监护、儿科、老年护理。护理对象包括心肌梗死患者、肿瘤患者、艾滋病患者、精神分裂症患者、老年人、儿童、白血病患者等。

2. 护理教育　人文关怀学说不仅应用于临床实习护生、临床护士的教育，同时也广泛应用到了学校教育，作为本科护理专业必修的内容，以及以理论做指导进行课程设置，其基本概念还被很多国家的护理界应用。

3. 护理研究　为很多护患关系研究、多元文化护理的质性研究所依据的理论基础。然而该研究比较抽象，其中很多内容很难具体化，在护理研究方面的应用需要做进一步的探索。

（朱春风）

？　复习思考题

1. 马斯洛的人类基本需要层次论将人的需要分成哪些层次？

2. 小李，女性，21岁，在某省级医院外科病区实习。因为是实习生，小李每天小心谨慎，十分担心出差错。试利用压力与适应理论帮助小李正确应对压力。

3. 患者，男性，52岁，公司部门经理，脑梗死行溶栓治疗后2周，左侧肢体偏瘫。请以奥瑞姆的自理理论为指导，试分析护士应为患者选择哪种护理系统。

4. 试述如何结合华生的人文关怀学说，更好地为护理对象提供优质护理服务。

5. 简述罗伊的适应模式的基本结构。

FR-6-3

扫一扫，测一测

第七章 护 理 程 序

> **学习目标**
>
> 1. **掌握** 护理程序及护理诊断的概念,护理程序5个步骤的工作内容。
> 2. **熟悉** 护理诊断的类型、组成,护理诊断与医疗诊断的区别,书写护理诊断的方法和注意事项。
> 3. **了解** 排列护理诊断顺序的原则、目标的种类及陈述方式、制定目标的注意事项,护理措施的类型、实施的过程及注意事项、评价的步骤。

现代医学模式、护理学发展到一定阶段后,在新的护理理论基础上产生了护理程序。这是一种科学地确认问题和系统地解决问题的思维方式,是护士科学的工作方法。护理程序的实践反映了护理的专业价值,使护理人员从"执行者"转变为"实践者",并对护理人员提高人文科学素养、专业知识和现代技术水平有着积极的促进作用。

第一节 概 述

一、护理程序的概念与特点

(一)护理程序的概念

护理程序是以增进和恢复护理对象的健康为目标所进行的一系列有目的、有计划的护理活动,是一个综合的、动态的、具有决策和反馈功能的过程。是对护理对象进行主动、全面地整体护理,使其达到最佳健康状态的工作方法。

(二)护理程序的特点

1. 以护理对象为中心 为护理对象解决健康问题是护士运用护理程序的根本目的。同时要考虑人的个体特性,根据人的生理、心理、社会、精神和文化需求安排护理活动,充分体现以护理对象为中心的指导思想。

2. 有特定的目标 运用护理程序的目的就是减少护理对象生理、心理、社会上的健康问题,帮助护理对象满足需要,使其恢复或达到最佳的健康状态。

3. 是循环的、动态的过程 护理程序虽是按护理评估、护理诊断、护理计划、护理实施、护理评价的步骤进行护理活动,但绝无起点和终点,需要根据护理对象的反应变化,随时做出评价和采取相应措施,进行动态的循环。

4. 以科学理论为依据 护理程序是在吸收多学科理论成果的基础上构建而成的,不仅体现了现代护理学的理论观点,也涉及系统理论、沟通理论、压力与适应理论等相关理论。

5. 互动性和协作性 护士在运用护理程序的过程中,需要随时与患者、家属、医生及其他医务人员交流和协作,共同为恢复和促进护理对象的健康服务。

6. 创造性 护士需要运用评判性思维的方法，根据护理对象的健康问题及特殊需求，独立地、创造性地设计解决问题的方法。

7. 普遍适用性 可以适用于个人、家庭、社区，无论护理场所是医院还是其他健康服务机构，都可灵活运用护理程序。

二、护理程序的理论基础和发展历史

（一）理论基础

1. 理论来源 护理程序的理论来源于与护理有关的各学科理论，如系统论、人类基本需要层次论、沟通理论、信息交流论和解决问题论等，这些理论一方面相互联系、相互支持，共同为护理程序提供理论上的支持与解释，另一方面又分别在护理程序实践过程的不同阶段、不同方面发挥独特的指导作用。

2. 理论框架 系统论构成了护理程序的理论框架，它对护理实践具有重要的指导作用，同时促进了整体护理思想的发展。

3. 理论依据 人类基本需要层次论为评估患者健康状况、预见患者的需要提供了理论依据。适用于护理诊断的排列顺序和制订护理计划。护士可根据需要层次理论对患者进行评估，按照人需要的满足顺序，确定护理诊断的首优、次优问题，有针对性地满足患者的需要，解决其健康问题。

4. 程序运行 信息交流论赋予护士与患者交流能力和技巧的知识，从而确保护理程序的最佳运行。适用于护理评估。

5. 科学方法 为确认患者的健康问题，寻求解决问题的最佳方案及评价效果奠定了解决问题论、方法论的基础。

（二）护理程序的发展历史

1955 年，美国护理学者莉迪亚·海尔（Lydia Hall）首先提出，护理是"按程序进行工作的"。

1959 年约翰逊（Johnson）、1961 年奥兰多（Orlando）、1965 年威登贝克（Wieden Bach）3 名护理学者各自创立了一个三步护理程序的模式并将之用于护理教育和护理临床实践。

1967 年，尤拉（Yura H）和沃尔什（Walsh）出版了第一本权威性的教科书《护理程序》，确立护理程序有 4 个步骤：护理评估、护理计划、护理实施和护理评价。

1973 年，盖比（Gebbie）和拉文（Lavin）在护理程序中又增加了护理诊断，使护理程序成为 5 个步骤。

1977 年，美国护士协会（ANA）规定护理程序包括护理评估、护理诊断、护理计划、护理实施、护理评价 5 个步骤，并将其列为护理实践的标准。

20 世纪 80 年代初期，美籍华人学者李式鸾博士将责任制护理制度引入中国，以护理程序为核心的责任制护理开始实行。

1994 年，经美籍华人学者吴袁剑云博士介绍，全国部分医院试点开展系统化整体护理。即以护理程序为核心，设立模式病房，对患者进行有效的整体护理。

1996 年，全国整体护理协作网正式组建。1997 年 6 月，卫生部下发《关于进一步加强护理管理工作的通知》，要求各医院推行整体护理。目前，整体护理与护理程序正在健康发展中，广大护理人员正在积极探索适合我国国情的具有中国特色的整体护理实践模式。

三、护理程序对临床实践的指导意义

（一）促进护理专业发展

1. 专业化 护理程序的应用，体现了护理工作的科学性、专业性和独立性，展示了护理的服务内涵、职业行为和专业形象,是护理走向成熟的标志。

2.国际化　护理程序的引进和应用,促使中国护理与国际护理接轨,引领我国护理专业向国际化迈进。

3.规范化　护理程序的提出,明确了护理专业的工作范畴、护士角色的专业行为规范。

(二)对护理对象的影响

1.患者是护理程序的受益者　护士在运用护理程序的过程中,增加了与患者的接触和交往,有利于护患关系的建立。另外,制订护理计划时强调患者及其家属的参与,这样也使患者逐步认识到自己对健康所负的责任。

2.护理对象是护理程序的核心　从患者入院开始,住院治疗、出院健康教育及随访等护理,体现了护理对象是护理工作的核心。

(三)对护理人员的意义

1.明确护士角色　使护理工作摆脱了过去被动地执行医嘱的局面,使护士由医生的助手变为合作者,提高了护士的工作成就感。

2.提高工作效率　护理程序是一种系统的、科学的工作方法,它能帮助护士有效地利用时间和资源以及明确职责范围和专业标准。

第二节　护理程序的步骤

护理程序由护理评估、护理诊断、护理计划、护理实施和护理评价5个步骤组成。5个步骤相互联系、相互影响、相互依赖,是一个循环的过程(图7-1)。

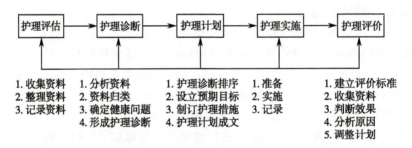

图7-1　护理程序基本步骤

一、护 理 评 估

护理评估是系统、全面地收集、核实和记录护理对象有关的健康资料,并对资料进行整理和分析的过程。护理评估为护理程序的第一步,评估时收集的资料是否可靠、全面,将直接影响护理诊断、护理计划的准确性。除患者入院时需要进行较为全面、完整的综合评估外,护士每次与患者接触都是一个评估的机会。所以评估是一个连续不断的、动态的过程,它贯穿于护理程序的每个阶段,贯穿于护理工作的始终。

护理评估包括收集资料、整理资料和记录资料3部分。

(一)收集资料

1.收集资料的目的

(1)为做出正确的护理诊断提供依据。

(2)为制订护理计划提供依据。

(3)为评价护理效果提供依据。

（4）为护理科研积累资料。

2. 资料的来源

（1）直接来源：护理对象本人是资料的主要来源。只要护理对象本人意识清醒、能用语言交流、健康状况允许，护士就可通过观察、会谈、体格检查等方法直接从护理对象处获取资料。

（2）间接来源

1）家属及有关人员：指护理对象的家属、亲戚、朋友、同事或抚养人等提供资料。这些资料可以补充和证实护理对象直接提供资料的不足。尤其对于婴幼儿、病情危重、语言障碍、意识障碍或精神异常的患者，家属及有关人员是资料的主要来源。

2）其他医务人员：如医生、理疗师、营养师、药剂师以及其他护士等，都可提供重要资料。

3）病历及各种检查报告：目前及既往的病历、既往健康检查记录、儿童预防接种记录以及各种实验室检查和仪器检查的报告等。

4）医疗、护理文献：检索护理学和其他相关科学的文献资料来收集与护理对象健康相关的资料。如统计学指标、宗教信仰、健康保健习俗、与护理对象健康问题有关的护理措施和评价标准等。

3. 资料的分类

（1）主观资料：即患者的主诉，包括患者的经历、感觉以及他所看到的、听到的或想到的关于健康状况的主观感觉。如"感觉右肩背部疼痛""上两层楼后感到胸闷、气短""我感觉很疲劳""我感到害怕"等。

（2）客观资料：即医护人员通过观察、会谈、体格检查或借助医疗仪器、实验室检查获得的有关患者健康状态的资料。如护士看到的患者表情、面色、体位、口腔黏膜有真菌生长，测量的体温、脉搏、血压，触摸到的腹部肿块等资料。

当护士收集到主观资料和客观资料后，应将两个方面的资料加以比较和分析，可互相证实资料的准确性。

4. 收集资料的内容 收集资料时应从整体护理思想出发，既要涉及护理对象的身体状况，还应包括其心理、社会、文化、精神等方面的资料。

（1）一般资料

1）姓名、性别、年龄、职业、民族、婚姻、文化程度、宗教信仰、住址等。

2）本次住院的主要原因与要求、入院方式及医疗诊断、现在的健康状况等。

3）既往史、婚育史、过敏史及家族史等。

（2）生活状况及自理程度

1）饮食的种类、食欲及吞咽情况等。

2）睡眠状况以及是否需要辅助睡眠等。

3）排便、排尿情况及有无异常。

4）保持健康的能力以及寻求健康的行为、生活方式。

5）生活自理能力、活动耐力以及有无躯体活动障碍等。

（3）护理体检：包括生命体征、身高、体重、皮肤黏膜状况、认知与感觉形态（如有无疼痛、眩晕或视觉、听觉等异常；有无思维活动及记忆力障碍）以及身体各系统的生理功能（如神经系统、呼吸系统、循环系统、消化系统、生殖系统等）。

（4）心理社会方面的资料

1）自我感知与自我概念形态：是否有恐惧、焦虑、沮丧等情绪反应，是否有负罪感、无能为力、孤独等心理感受。

2）角色与关系形态：就业状态、角色问题和社交状况。

3）应对与应激耐受形态：对疾病和住院的反应、对生活事件的适应能力以及支持系统。

4）价值与信念形态：人生价值观以及宗教信仰。

5）实验室及其他检查结果：最近各种检查报告的结果，实验室检查的数据。

5. 收集资料的方法

（1）观察：是护士运用感官（眼、耳、鼻、手等）或借助一些辅助器具，如血压计、听诊器、体温计等，有目的地收集患者有关资料的方法。

观察是进行科学工作的基本方法。护士与患者的初次见面就是观察的开始。患者住院期间，护理人员的评估及实施措施后效果的评价都依赖于系统、连续、细致地观察。因此，护士要有敏锐的观察力，善于捕捉患者每一个细微的变化，从中选择性地收集与患者健康问题有关的资料。

1）视觉观察：护士通过视觉观察患者病情，了解患者一般情况的一种检查方法，如观察患者的外貌、步态、精神状况、反应情况、意识状况、皮肤黏膜状况和呼吸等。

2）触觉观察：护士通过手的感觉来判断患者某些器官或组织的物理特征的一种检查方法，如皮肤温度和湿度、脉搏节律和速率、肌肉紧张度、肿块的位置及表面性质等。

3）听觉观察：护士通过听觉辨别患者的各种声音，如患者语调改变、咳嗽声音、异常的呼吸音等。还可以借助听诊器来听心音、呼吸音、肠鸣音等。

4）嗅觉观察：护士通过嗅觉辨别发自患者体表、呼吸道、胃肠道或呕吐物、排泄物等的异常气味，以判断疾病的性质和变化。

（2）交谈：是人与人之间交换意见、观点、情况或情感的过程，是一种特别的人际沟通方式。

护理评估中的交谈是有计划、有目的地交流和谈话。其主要目的是收集与护理对象健康相关的资料，同时也为护理对象提供信息，促使护理对象参与确定护理问题及制订、实施护理计划，从而促进护患关系的发展。

知识链接

怎样进入交谈

收集资料前，护士应首先了解患者此次住院的有关情况，如医疗诊断、主要临床表现、一般资料、家庭情况等，列出准备提问的提纲，准备有关物品，如护理评估单、笔等，整理仪表，按约好的时间进入病房。

"您好！您是新来的李女士吧，我叫王艳，是负责护理您的护士，为了使您尽快康复，现在需要了解一些有关您病情的情况，您看行吗？"

患者同意后帮助其取舒适卧位，与患者距离适宜，保持目光平视。

（3）护理体检：是护士运用视、触、叩、听等体格检查手段和技术对护理对象各个系统进行的检查，护理体检是评估中收集客观资料的方法之一。护士应以交谈中发现的问题为重点，收集有关的客观资料，作为确立护理诊断的依据。护士体检的目的与医生略有不同，护士的重点在于区别正常与异常，在异常中又以生活能否自理、肢体活动度、感知等为重点。

（4）查阅资料：包括查阅患者门诊或住院的医疗病历、护理记录、实验室及其他检查结果等资料，进行有关文献资料的检索。

除以上收集资料的方法外，也可以用心理测量及评定量表对护理对象进行心理社会评估。

（二）整理资料

为确保所收集资料的真实性、准确性，需要对资料进行核实。

1. 核实主观资料　核实主观资料并非出于对患者的不信任，而是由于患者的感知有时可能出现偏差，因而需要用客观资料对主观资料进行核实。如患者自述"我感觉心慌"，可以用测量脉搏加以证实。

2. 澄清含糊的资料　如患者诉说"时常出现腹痛",护士需要进一步询问腹痛的部位、性质及持续时间等。

(三)记录资料

目前,各医疗机构通常使用《患者入院护理评估单》记录患者入院时综合评估所得的资料。此表格尚无统一的格式,各医院多按照资料的分类方法,结合各自的特点自行设计。《患者入院护理评估单》(附 7-2)不仅便于护士记录,还可指导护士收集资料,避免资料的遗漏。

1. 及时、准确记录　记录主观资料时使用患者自己的语言,并加引号。对客观资料用可测量的词语描述,使用医学术语。

2. 检查有无遗漏　仔细检查,及时补充,保证资料的准确性和完整性。

二、护 理 诊 断

护理诊断是护理程序的第二步,是护士对评估所得的资料进行分析和判断的过程,也是专业性较强、具有护理专业特色的一步。护理诊断为护理计划的制订提供了依据,为护理活动的实施和评价奠定了基础。

(一)护理诊断的概念及发展背景

1. 护理诊断的概念　护理诊断是关于个人、家庭、社区对现存的或潜在的健康问题或生命过程反应的一种临床判断。是护士为达到预期目标选择护理措施的基础,这些预期结果应能通过护理职能达到。

2. 护理诊断的发展背景　1973 年美国全国护理诊断分类会议,正式将护理诊断纳入护理程序,确立了 34 项护理诊断,并授权在护理实践中应用。1982 年北美护理诊断协会(NANDA)成立,该组织每两年召开一次会议,不断地对现有的护理诊断进行增补和修改。NANDA 在 1990年第 9 次会议上提出并通过护理诊断的概念,形成 NANDA 护理诊断分类(nursing diagnosis classification,NDC)。该组织 2002 年更名为国际北美护理诊断协会(NANDA-I)。经多次修订,至 2021 年已审定通过了 267 项护理诊断(附 7-3)。

我国于 1995 年 9 月由卫生部护理中心主办,在黄山召开全国第一次护理诊断研讨会,建议在我国医院使用被 NANDA 认可的护理诊断名称。使用 NANDA 认可的护理诊断名称,有利于护士之间的交流和护理教学的规范。

(二)护理诊断的类型

根据国际北美护理诊断协会(NANDA-I)最新版的《护理诊断(2021—2023 年):定义和分类》,将护理诊断分为 4 类。

1. 现存问题的护理诊断　是对护理对象进行评估时发现的当前正存在的健康问题或生命过程不良反应的描述。是依据相关的症状和体征提出的。书写时,通常将"现存的"省略而直接陈述护理诊断名称,如"气体交换受损""焦虑""体液不足"等。

2. 潜在危险的护理诊断　是对易感护理对象可能出现的健康问题或生命过程可能出现反应的描述。潜在危险的诊断要求护士有预见性,能够识别当前危险因素,预测可能出现的问题。其特点是有危险因素的存在,若不采取护理措施,则有可能出现健康问题。用"有……的危险"进行描述,如昏迷躁动的患者,存在"有受伤的危险"。

3. 健康促进的护理诊断　是指护理对象具有更高的健康水平发展/潜能的描述。如"有健康自我管理改善的趋势"。

4. 综合的护理诊断　是对一组同时发生的特定护理诊断的临床判断。这些问题可通过相似的干预措施给予解决。如"慢性疼痛综合征"。

以上 4 种类型中,现存问题和潜在危险的护理诊断是最常见的。

健康促进的护理诊断

这一类护理诊断1994年才被NANDA认可，对这类护理诊断的应用，国内外护理界仍在探索中。在现代护理观的指导下，对健康的理解是生理、心理、社会、道德各方面的完好状态，健康教育、健康促进也是护理工作的任务之一。"健康促进的护理诊断"是护士在为健康人群提供护理时可以用到的护理诊断。

（三）护理诊断的组成

护理诊断由名称、定义、诊断依据和相关因素组成。常见护理诊断内容举例（附7-4）。

1. 名称　针对护理对象健康问题或生命过程反应的概括性描述，是说明诊断概念、判断及相关线索的准确术语。

（1）诊断概念：是对护理对象反应内容的描述。它确定护理诊断在分类中的所属领域和级别。如"营养失调：低于机体需要量"的诊断概念是"营养"。

（2）诊断对象：指被确立诊断的对象，包括个体、家庭、群体和社区。缺如时默认为个体。如"体液不足"诊断对象是个体。

（3）判断：是对护理诊断做限定和具体说明的修饰词。如受损、无效、缺乏、不足、功能障碍等。

（4）部位：指护理问题所涉及的身体部位、组织器官或相关功能。如"口腔黏膜完整性受损"。

（5）年龄：指诊断对象所处成长发展时期。如"新生儿压疮"。

（6）时间：表示护理问题持续的时间、急性和慢性。如"急性意识障碍"。

（7）诊断状态：表示健康问题是现存的、潜在的还是健康的。

2. 定义　是对诊断名称进行的一种清晰、准确的描述，并以此与其他护理诊断相区别。如"便秘"是指"个体处于一种正常排便习惯发生改变的状态，其特征为排便次数减少和/或排出干、硬便"。

3. 诊断依据　是做出护理诊断的临床判断标准。对于现存问题的护理诊断，其诊断依据是一个或一组症状和体征，而对于有潜在危险的护理诊断，其诊断依据则是原因本身（危险因素）。诊断依据依其在特定诊断中的重要程度分为主要依据和次要依据。

（1）主要依据：是指形成某一特定诊断时必须出现的症状和体征，为诊断成立的必要条件。

（2）次要依据：是指在形成诊断时，大多数情况下会出现的症状和体征，对形成诊断起支持作用，为诊断成立的辅助条件。

4. 相关因素　是指造成服务对象健康状况改变或引起问题产生的情况。常见的相关因素可以来自以下几个方面：

（1）病理生理因素：指与病理生理改变有关的因素。如"体液过多"的相关因素可能是右心衰竭。

（2）治疗因素：指与执行治疗措施有关的因素（用药、手术创伤、诊断性检查、肢体制动等）。如"语言沟通障碍"的相关因素可能是使用呼吸机时行气管插管。

（3）情境因素：指涉及环境、生活习惯等方面的因素。如"睡眠型态紊乱"可能与住院后环境改变有关。

（4）年龄因素：指在生长发育过程中与年龄有关的因素，如婴儿期、青少年期、更年期、老年期各有不同的生理、心理特征。

（5）心理社会因素：指服务对象的心理特征和社会环境等因素。如"活动耐力下降"可能是由疾病后服务对象处于较严重的抑郁状态引起。

（四）护理诊断和医疗诊断的区别

护理诊断是叙述患者由于病理、心理状态改变所引起的现存的或潜在的影响健康的护理问题，是制定护理措施的依据；医疗诊断是对一个疾病、一组症状体征的叙述，是用一个名称来说明疾病的原因、病理生理改变，以便指导治疗措施。区分护理诊断和医疗诊断（表 7-1），对明确这两个专业的工作范畴很重要。

表 7-1 护理诊断与医疗诊断的区别

区别点	护理诊断	医疗诊断
诊断的对象	对个人、家庭、社区现存的或潜在的健康问题或生命过程反应的一种临床判断	对个体病理生理变化的一种临床判断
研究重点	研究患者出现疾病或问题后的反应包括生理、心理、社会 3 方面	对患者的健康和疾病的本质做出判断
决策者	护理人员	医疗人员
职责范围	在护理职权范围内能解决的问题	在医疗职责范围内解决
解决方法	通过护理措施或医护合作解决	采取药物、手术等医疗方法治疗
适用对象	可用于个人、家庭和社区	只适用于个体的情况
是否变化	随病情的变化而改变	一旦确诊则不会改变
举例	疼痛　与心肌缺血缺氧导致坏死有关 恐惧　与预感有危险有关	急性心肌梗死

（五）医护合作性问题——潜在并发症

1. 概念　医护合作性问题是指由于各种原因造成的或可能造成的患者生理上的并发症，需要护理人员进行监测并与其他医务人员共同处理以减少发生的问题。须注意的是并非所有的并发症都是医护合作性问题，有些可以通过护理措施预防和处理的，则属于护理诊断。常见的医护合作性问题见附 7-5。

2. 陈述方式　医护合作性问题有其固定的陈述方式，即"潜在并发症：××××"。潜在并发症（potential complication），可简写为 PC。例如"潜在并发症：心律失常"或"PC：心律失常"。在书写医护合作性问题时，护士应注意不要漏掉"潜在并发症"，否则就无法与医疗诊断相区别。

3. 护理诊断与医护合作性问题的区别　护理诊断需要护士做出一定处理以求达到预期的结果，是护士独立采取措施能够解决的问题；医护合作性问题需要医生、护士共同干预对这些并发症做出反应，处理的决定来自护理和医疗两方面。对医护合作性问题，护理的重点在于监测。两者的区别见下表（表 7-2）。

表 7-2 护理诊断与医护合作性问题的区别

区别点	护理诊断	医护合作性问题
执行者	护理人员	医生与护士合作处理
预期目标	确定预期目标作为评价护理效果的标准	非护理职责范围内能达到，一般不需确定目标
护理重点	减轻、消除、预防、排除病痛，促进健康	预防和监测病情的发展，共同进行干预
陈述举例	清理呼吸道无效　与痰液黏稠、无效咳嗽有关	潜在并发症：坠积性肺炎

医护合作性问题

临床护理实践是一个不断变化的、复杂的过程，护士常遇到一些情况和患者问题无法完全包含在 NANDA 制订的护理诊断中，而这些问题确实需要护理提供干预或措施，因而在 1983 年，Lynda Juall Carpention 提出了医护合作性问题这个概念。她把护士需要解决的问题分为两大类，一类是经护士直接采取措施就可以解决的，属于护理诊断；另一类是要与其他保健人员尤其是医生共同合作解决的，护士在解决问题的过程中主要承担监测职责，这部分属于医护合作性问题。

（六）护理诊断的步骤

护理诊断的步骤包括 3 个阶段，即对收集到的资料进行分析和归类，再根据分析结果找出患者问题，最后做出正确的护理诊断。

1. 分析资料   将收集到的资料与正常值比较，目的是找出具有临床意义的线索。这些线索可通过比较护理对象以往与现在的行为、健康状况而得到，也可将资料与人群标准值或与正常的发育标准相比较而得到。为了准确地做出比较，要求护士熟练掌握各种正常范围，运用所学的基础医学知识、护理学知识、人文科学知识，充分考虑人的个体差异性，根据不同年龄阶段、不同背景条件，全面地进行比较，找出具有临床意义的线索。

2. 资料归类   资料归类的过程实质上是护士对资料进行判断、解释、诊断或推论的过程。目前常用的有国际北美护理诊断协会（NANDA-I）护理诊断分类法、戈登（Gordon）功能性健康形态分类法、马斯洛（Maslow）的需要层次理论分类法。

（1）NANDA-I 护理诊断分类法，包括 13 个领域：

1）健康促进：健康意识、健康管理。

2）营养：包括摄入、代谢、水及电解质情况。

3）排泄 / 交换：包括泌尿系统、胃肠功能、呼吸功能。

4）活动 / 休息：包括睡眠 / 休息、活动 / 锻炼、能量平衡、心血管 / 呼吸反应、自理。

5）感知 / 认知：包括注意力、认知、沟通等。

6）自我感知：包括自我概念、自尊、体像等。

7）角色关系：包括照顾者角色、家庭关系、角色表现等。

8）性：包括性功能、生殖等。

9）应对 / 应激耐受性：包括创伤后反应、应对反应、神经行为应激。

10）生活准则：包括信仰、价值 / 信仰 / 行为一致性等。

11）安全 / 防护：包括感染、身体损伤、暴力、与环境相关的灾害、防御过程、体温调节等。

12）舒适：包括躯体舒适、环境舒适、社会舒适等。

13）生长 / 发育：机体器官的生长和功能系统的发展完善，包括发育等。

（2）戈登（Gordon）功能性健康形态分类法

1）健康感知：健康管理形态，如护理对象对健康知识的知晓、健康行为等。

2）营养：饮食和营养状态等代谢形态，排泄形态，如排尿、排便、排汗等。

3）活动：运动形态，如日常活动能力、活动量和活动方式等。

4）睡眠：休息形态，如每日睡眠、休息情况等。

5）认识：感受形态，如个人的舒适感、对疾病的认知和感知能力等。

6）自我感觉：自我概念形态，如个人对自己的能力、身体意象、情感反应的认知等。

7）角色：关系形态，如家庭关系、朋友、同事、同学、邻里关系等。

8）性：生殖形态，如对性、月经、婚育等的认知和态度。

9）应对：应激耐受形态，对一些变故如生病、离异、丧偶等的反应和适应状态。

10）价值：信念形态，如宗教信仰、价值观、个人理想和目标等。

（3）马斯洛的需要层次理论分类法：将资料分为生理需要、安全需要、爱与归属的需要、尊重需要及自我实现的需要5个方面。这种分类方法可以提醒护士从人的生理、心理、社会各个角度去收集资料，但其缺点是与护理诊断没有直接的对应关系。

3. 确定健康问题

（1）分析综合资料后，根据诊断依据，确定患者的健康问题。

（2）确定引起护理问题的相关因素。任何能引起问题或使潜在问题得以发展的生理、心理、社会文化、精神或环境因素都可考虑为问题的相关因素。

4. 形成护理诊断　在分析资料和确定健康问题后，护士应对问题进行描述，形成护理诊断。护士在明确了患者潜在危险和现存问题后，在有充分的依据支持下，找出引起问题的相关因素，即可以按照护理诊断的书写格式完成护理诊断。

护理诊断的书写格式有3种。即三部分陈述、两部分陈述和一部分陈述。

（1）三部分陈述：即PES公式，具有P、E、S 3个部分。即护理问题、症状或体征及相关因素三者齐全。三部分陈述多用于现存问题的护理诊断。目前临床上简化为PE或SE方式陈述。

P：问题（problem），即护理诊断的名称。

E：病因（etiology），即引起护理问题的相关因素和危险因素。

S：症状和体征（symptom or sign），也包括实验室和仪器检查结果。

例如：气体交换受损　　发绀、呼吸困难、PaO_2为5.3kPa　　与阻塞性肺气肿有关
　　　　　　P　　　　　　　　　　S　　　　　　　　　　　　　　E

（2）两部分陈述：即PE公式，只有护理诊断名称和相关因素，而没有临床表现。两部分陈述多用于潜在危险的护理诊断，因危险目前尚未发生，因此没有S，只有P、E。

例如：有皮肤完整性受损的危险　　与长期卧床有关
　　　　　　　　P　　　　　　　　　　E

（3）一部分陈述：只有P，多用于健康促进的护理诊断和综合的护理诊断。

例如：母乳喂养有效
　　　　　　P

（七）书写护理诊断的注意事项

1. 所列出的诊断应简明、准确、规范。

2. 一项护理诊断只针对一个护理问题。

3. 避免与护理目标、护理措施、医疗诊断相混淆。

4. 应指明护理活动的方向，有利于制订护理计划。

5. 应是护理职责范围内能够解决的或部分解决的。

6. 避免使用可能引起法律纠纷的语句。

三、护 理 计 划

护理计划是护士在评估和诊断的基础上，与患者相互合作，为预防、缓解或解决护理诊断中发现的问题，选择最有可能帮助患者达到目标的护理措施的过程。护理计划是对患者实施护理的行动指南，包括护理诊断排序、设立预期目标、制订护理措施、护理计划成文4个方面。

（一）护理诊断排序

由于护理诊断往往有多个，在临床工作中需要确定解决问题的优先顺序，以便护士根据问题的轻重缓急采取护理行动。因而制订计划时应按其重要性和紧迫性排出主次，一般把对护理对

象生命威胁最大的问题放在首位,其他的依次排列。

1. 排序方法 可根据护理诊断重要性和紧迫性按首优问题、中优问题和次优问题的顺序排列,以保证护理工作可高效、有序地进行。

(1)首优问题:指直接威胁护理对象生命,须立即采取措施予以解决的问题。如"清理呼吸道无效""心输出量减少""有误吸的危险"等。急危重患者在紧急状态下,常可能同时存在多个首优问题。

(2)中优问题:指虽然不直接威胁护理对象的生命,但对其身心造成痛苦,严重影响其健康的问题,如"活动耐力下降""体温过高""皮肤完整性受损"等。

(3)次优问题:指人们在应对发展和生活变化时所产生的问题,这些问题往往不是很急迫或需要较少帮助即可解决。如"家庭应对无效""焦虑"等。

2. 排序原则

(1)优先解决危及患者生命的问题。

(2)按照马斯洛的人类基本需要层次理论排列:先解决低层次需要问题,后解决高层次需要问题。在需要层次理论的 5 个层次中,生理需要是最低层次的需要,也是人最重要的需要。因此,应以对生命构成危险的生理需要为首优问题。

(3)注重护理对象的主观感受:即根据护理对象的价值观念、生活方式和感受,在与治疗护理原则无冲突的情况下,优先解决护理对象认为最重要的问题。

(4)优先处理现存的问题,同时不忽视潜在的问题。

(二)设立预期目标

预期目标也称预期结果,是指通过护理干预,护士期望护理对象能够达到的健康状态或行为的改变,是护理效果评价的标准。

1. 制定目标的意义 可以明确护理工作的方向,指导护士为达到目标期望的结果去制定护理措施,并在护理程序的最后一步对护理工作进行效果评价。

2. 目标的种类 根据实现目标所需的时间长短可将目标分为 2 类。

(1)短期目标:是指在相对较短的时间内(1 周、1 天甚至更短的时间)能够达到的目标。适合于病情变化快或住院时间短的患者的护理计划。如"患者 24h 内排出大便"。

(2)长期目标:是指在相对较长时间内(1 周以上甚至数月之久)才能实现的目标。如对糖尿病的患者,长期目标为"住院期间患者不发生感染"。

3. 目标的陈述方式 包括主语、谓语、行为标准和状语(时间和条件)。

(1)主语:目标的主语应该是护理对象,有时在目标陈述中会省略主语,但句子的逻辑主语一定是护理对象。

(2)谓语:指护理对象将要进行的且能被观察到的行为,必须用行为动词来说明。如示范、使用、行走、说出等。

(3)行为标准:指护理对象完成行为动作后需要达到的程度。具体地讲,行为标准可以是时间、距离、速度、准确度和质量。

(4)条件状语:指护理对象完成该行为动作所必须具备的条件,如在护士的指导下,借助支撑物等。

(5)时间状语:指护理对象完成行为动作所需的时间,即何时对目标进行评价,可以督促护士尽快地帮助患者达到目标。

例如: 患者   2 周后   独自   行走   500m
     主语   时间状语   条件状语   谓语   行为标准

4. 制定目标的注意事项

(1)目标的主语一定是护理对象,而不是护士。因为目标是通过护理手段让患者达到的结果,不是护理行动本身,也不是护理人员。如患者3d内能叙述骨髓移植的目的、意义。

（2）一个目标只能出现一个行为动词,否则无法进行评价。如患者2d后会有效地咳嗽。

（3）目标具有现实性和可行性,在患者能力可及、资源允许的范围之内制定目标。如上消化道大出血后患者有"活动耐力下降"的问题。目标:患者1周后上4层楼不感到心慌、气短。

（4）目标可以通过护理措施达到,属于护理工作范围之内,并要注意医护协作,即与医嘱一致。如患者有感染的危险,考虑与使用化疗药物有关。目标:患者住院期间不发生感染。

（5）目标是可评价的和可测量的。护理目标中陈述的行为标准应具体,以便于评价。目标中不能使用含糊、不明确的词句,如使用"了解""减轻""尚可"等,属于不能量化的行动,难以观察和测量。

（三）制订护理措施

护理措施也称护理干预,是指护士为协助护理对象达到预期目标而制订的具体护理活动。护理措施的制定是建立在护理诊断所陈述的相关因素基础上,结合评估所获得的护理对象的具体情况,运用护理知识和临床经验做出决策的过程。

1. 护理措施的类型　护理措施可分为3类:

（1）独立性护理措施:即护嘱,指不依赖医生的医嘱,护士在职责范围内,运用护理知识和技能可独立完成的护理活动。如健康指导、病情观察、口腔护理等。

（2）依赖性护理措施:是指护士遵医嘱执行的措施。如给药、静脉输液、输血、膳食等护理活动,均为医师开具处方或监管的范围。

（3）协作性护理措施:是指护士与其他医务人员共同合作完成的护理活动。

2. 护理措施的内容　主要包括病情观察、基础护理、检查及手术前后护理、心理护理、功能锻炼、健康教育、执行医嘱、症状护理等。

3. 制订护理措施的注意事项

（1）具有针对性:制订护理措施的目的是完成预定的护理目标,所以开展的护理活动必须有针对性,一般一个护理目标必须采取几项护理措施。

（2）具有可行性:护理措施一方面要符合护理对象的能力、体力、病情、认知、宗教信仰以及对自己健康的期望等;另一方面要考虑到护理人员的数量、知识水平、技术水平,还有医院的设施、设备等。

（3）具有安全性:要在保证患者安全的前提下制订护理措施。

（4）具有协调性:护理措施须与医师的医嘱以及营养师、放射医师及药剂师等其他医务人员对患者的安排相一致和协调。

（5）具有科学性:应基于护理科学及相关学科的理论基础之上,具有科学依据。

（四）护理计划成文

是将护理诊断、预期目标、护理措施和评价以一定的格式记录下来。护理计划一般都制成表格,各医院不尽相同。大致包括日期、护理诊断、预期目标、护理措施和效果评价等内容(表7-3)。

表7-3　护理计划单

姓名		科别		病室		床号		住院号		
日期	护理诊断	预期目标	护理措施			效果评价		停止日期	签名
3月8日	有超重的危险	7d内体重下降0.5kg	1. 限制每日总能量在800kcal内 2. 每日坚持户外散步至少0.5h 3. 饮食健康教育1次			体重下降0.5kg		3月15日	吴英
		10d内会制订饮食计划	1. 每日搭配菜品1次 2. 指导制订食谱1次			能独立制订低脂食谱		3月18日	吴英

护理计划应体现个体差异性,还应具有动态发展性,随着患者病情的变化、护理效果的优劣而补充调整。

随着计算机在病历管理中的应用,护理计划也逐渐趋向计算机化。标准护理计划被输入存储器后,护士可以随时调阅标准护理计划或制订符合护理对象实际情况的护理计划。

知识链接

计算机制订护理计划的步骤

1. 将护理评估资料输入计算机,计算机会显示相应的护理诊断。
2. 选定护理诊断后,计算机即可显示与护理诊断相对应的原因、预期目标。
3. 在选定预期目标后,计算机即提示可行的护理措施。
4. 选择护理措施,制订出一份个体化的护理计划。
5. 打印护理计划。

四、护 理 实 施

护理实施是将护理计划付诸行动,实现预期目标的过程。在实施的过程中,护士不仅要具备丰富的专业知识,还要具备熟练的操作技能和良好的人际沟通能力,才能保证护理计划的执行和完成,使患者得到高质量的护理。

(一)护理实施的过程

护理实施一般发生在护理计划完成之后,但在某些紧急情况下,如抢救危重患者,往往在计划未制订之前,即已开始实施,然后再补上完整的护理计划。护理实施的过程包括实施前准备、实施、实施后记录3个部分。

1. 实施前准备 护士在执行护理计划之前,应思考解决问题的“5个W”。

(1)做什么(what):回顾已制订好的护理计划,保证计划内容是合适的、科学的、安全的、符合患者目前情况的。然后,组织所要实施的护理措施。这样一次接触患者时可以根据计划有顺序地执行数个护理措施。

(2)谁去做(who):将护理措施进行分类和分工,确定是由护士做还是由护工或辅助护士做;是由一名护士单独执行还是由多名护士协助完成。

(3)怎样做(how):实施前,护士应掌握实施过程中需要的技术、技巧等;此外,需要考虑如果实施过程中遇到比较棘手的问题,如患者情绪不佳、无法合作,或者实施中出现意外情况及并发症,护士该如何应对。

(4)何时做(when):选择执行护理措施的时机,如有关患者饮食指导的教育可安排在家属探视时进行。

(5)何地做(where):实施前应确定在什么环境下实施护理措施,对于涉及患者隐私的操作或谈话,应选择较隐蔽的场所。

2. 实施 实施是护士运用操作技术、沟通技巧、观察能力、合作能力和应变能力等去执行护理措施的过程。这一过程不仅使护理诊断/护理问题得以解决,同时也使护士的自身能力得以提高、实践经验得以丰富,并有利于护士和患者之间建立良好的治疗性护患关系。在执行护理措施的同时,护士也要对患者的病情及反应进行评估,并对护理措施的实施效果进行及时评价,为进一步修订护理计划提供资料,因此实施过程也是评估和评价的过程。

3. 实施后记录 实施各项护理措施后,应及时、准确地进行记录,包括护理活动的内容、时间及患者的反应等。

（1）记录的要求

1）客观、真实：资料的记录要反映事实，应客观地记录护士的临床所见和患者的主诉，不要带有护士的主观判断和结论。

2）内容简明扼要、重点突出，使用专业术语。

3）体现动态性和连续性。

（2）记录的方式：常见的记录方式有两种：

1）PIO方式（表7-4）

P（problem）：即患者的健康问题，用护理诊断陈述，记录与护理诊断相对应的患者的情况及反应。

I（intervention）：记录护士针对患者的健康问题所实行的护理措施。

O（outcome）：记录经过护理后的结果，其内容是护理程序中"评价"的部分。

表7-4 PIO护理记录单

| 科别 | | 床号 | | 姓名 | | 性别 | | 年龄 | | 疾病诊断 | | 住院号 | |

日期	时间	护理记录（PIO）	护士签名
8月2日	8 a.m.	1#P：恐惧　与害怕手术疼痛有关	
		I：1. 评估恐惧的程度	
		2. 解释手术时的麻醉方式和效果	
		3. 介绍8床同样手术的患者与其交流体会	
		4. 指导患者进行自我调节的技巧，如精神放松、转移注意力等	张华
	9 a.m.	O：患者自诉已经不怎么怕了，并能自己走进手术室	王芳
	4 p.m.	2#P：急性疼痛　与腹部手术伤口有关	
		I：1. 评估疼痛的性质、部位、持续时间	
		2. 观察伤口敷料是否干燥无渗血	
		3. 协助患者取半卧位，以减轻切口缝合处张力	
		4. 解释术后伤口疼痛的原因	
		5. 指导家属使用抚摸和催眠疗法	张华
	8 p.m.	O：患者已入睡，但易醒	方宁
8月3日	6 p.m.	3#P：体温过高　与术后吸收热有关	
		I：1. 解释术后第二天体温38℃，是术后组织吸收热，属正常现象	
		2. 健康教育：术后感染的表现和处理	
		3. 继续观察体温变化	张华
8月4日	4 p.m.	O：体温36.8℃，正常	王芳

2）叙述式：即采用文字描述进行记录的方式（表7-5）。

表7-5 护理记录单

| 姓名 | | 科别 | | 病室 | | 床号 | | 住院号 | | 医疗诊断 | |

时间	记录内容	签名
3月28日 9 a.m.	患者自诉发热，咳嗽，咳黄色浓痰，痰量不多，出汗较多，口干。护理体检：颜面潮红，T 39.5℃，P 92 次 /min，R 22 次 /min，Bp 106/76mmHg。给予温水拭浴，并遵医嘱给予生理盐水 500ml+ 头孢曲松 2g b.i.d.，静脉滴注。嘱患者多饮水，以补充丢失的液体，选择适合自己的果汁饮料，以补充维生素和盐类。	王瑛

（二）实施过程中的注意事项

1. 贯彻"整体"观念　护理活动的核心是人，在实施护理措施时应考虑患者各方面的情况，如信仰、年龄、健康状况等，尽可能适应患者的需要。如进行饮食营养方面的健康教育时，需要考虑患者有无特殊个人习惯或宗教信仰。

2. 注重安全性　护理措施必须要保证患者的安全。如为患者做口腔护理时，动作要轻柔，以免粗暴的动作损伤患者的口腔黏膜。

3. 注重科学性和灵活性　不要机械地实施计划，应合理组织护理活动，而且要把病情观察和收集资料贯穿于其中，对患者的病情变化及时作出判断，灵活实施护理。

4. 注重互动　患者的合作有助于提高护理活动的效率，因此护士在实施护理活动过程中应注意与患者的交流，鼓励患者积极、主动地参与护理活动，并给予适时的教育、支持和安慰。

5. 明确医嘱，不盲目实施　护士在执行医嘱时，应明确其意义，对有疑问的医嘱应该澄清后再执行。

五、护 理 评 价

护理评价是有计划地、系统地将护理对象的健康现状与预期护理目标进行比较并做出判断的过程。护理评价的重点是护理对象的健康状况，了解预期目标是否达成。

（一）评价方式

1. 随时评价　实施护理程序的每一个步骤或每一项护理措施后，都要根据护理对象的反应及健康状况的变化进行评价，一般由分管护士自我评价。

2. 阶段评价　护士进行了一个阶段的工作之后进行的评价，如同级护理人员互评、护士长的定期查房或护理教师的评价等。

3. 最终评价　护理对象出院、转科或死亡后的总体评价。

（二）评价步骤

1. 建立评价标准　根据护理程序的基本理论与原则，选择能验证护理诊断及护理目标实现的可观察、可测量的指标作为评价标准。

2. 收集资料　根据评价标准和评价内容收集各类主观资料和客观资料。

3. 判断效果　将患者目前的健康状况与护理计划中的护理目标进行比较，判断目标是否达到，可以有以下结果：

（1）目标完全实现：患者目前的反应与预期目标相同。

（2）目标部分实现：护理措施只解决了部分问题，患者健康状况部分好转。

（3）目标未实现：所有预期目标均未实现。

例如：预期目标为"患者一周后能行走50m"，一周后的评价结果为：

患者已能行走50m——目标完全实现；

患者只能行走5m——目标部分实现；

患者拒绝下床行走或无力行走——目标未实现。

4. 分析原因　对目标部分实现或未实现的原因进行分析、探讨，如收集的资料是否真实、准确、全面；护理诊断是否正确；护理目标是否具体、切实可行；护理措施是否恰当；措施是否有效执行。

5. 调整计划　评价的目的就是及时发现问题，不断地对护理计划进行修订。对护理计划的调整包括以下几种方式：

（1）停止：对目标完全实现者，应停止该诊断，同时包括停止其相应的措施。

（2）修订：针对目标部分实现和未实现的护理诊断，重新收集患者资料，分析原因，找出症结所在，然后对护理诊断、目标、措施中不恰当的地方加以修改。

（3）继续：预期目标正确，健康问题有一定程度的改善，但未彻底解决，护理措施适宜，可继续执行原计划。

（4）增加：评价本身也是一个再评估过程，对出现的新问题，在收集患者资料的基础上做出新的诊断和制定新的目标与措施，进行新一轮循环的护理活动直至护理对象达到最佳的健康状态。

附 7-1　护理程序在临床护理中的应用

案例一

【护理评估】

患者，男性，43 岁，已婚，大学文化，某公司经理。发病前晚上参加酒席并饮酒 200g。于早晨起床时突然胸闷、气短，心前区持续性剧烈疼痛，有濒死感，并向左肩放射，伴大汗，休息及舌下含服硝酸甘油片 2 片，症状未缓解，疼痛持续 2h 后急诊入院。由于工作关系生活不规律，每日有效睡眠时间 6～7h，有吸烟史 20 余年，常饮酒，喜欢吃肥肉及偏咸饮食。自述疲乏、无力，大小便正常，生活能自理。患者情绪紧张，在治疗过程中多次询问自己的病能否治好。

既往有高血压病史 3 年，有发作性心前区疼痛史 2 年，多以劳累、饱餐及酒后为诱因，近日来因工作劳累心绞痛发作频繁，每次持续 3～5min，休息或含服硝酸甘油片 5min 内缓解。3 年来未规律用药。

护理体检：身高 1.74m，体重 91kg，体温 37.7℃，脉搏 108 次 /min，呼吸 27 次 /min，血压 90/60mmHg，意识清醒，面色苍白，表情痛苦，呻吟不止，烦躁不安，大汗。心律失常，听诊心尖部心音低钝，可闻及第四心音奔马律。

心电图报告：广泛前壁心肌梗死。

治疗和用药情况：入院后给予重症监护、吸氧、绝对卧床休息，完善必要检查，给予镇痛、镇静、溶栓、扩张冠状动脉、纠正心律失常等治疗。

【护理诊断及护理计划】

（一）**疼痛**　与心肌缺血坏死有关

1. 定义　个体感到或说出有严重不舒适的感觉。

2. 诊断依据

（1）主要依据：主诉胸痛。

（2）次要依据：包括①患者表情痛苦，呻吟不止；②患者心率和呼吸增快、大汗。

3. 护理目标　患者在 2h 内诉说疼痛减轻或消失，无呻吟，表情自然。

4. 护理措施

（1）休息：绝对卧床休息，限制探视，减少干扰。

（2）吸氧：给氧 2～4L/min，持续 3～4d。

（3）安慰患者：稳定患者情绪。

（4）镇痛：遵医嘱给予吗啡或哌替啶镇痛，给予硝酸甘油或硝酸异山梨酯（消心痛）舌下含化，并及时询问患者疼痛的变化情况。

（5）指导患者使用放松技术，如缓慢地呼吸、全身肌肉放松等。

（二）如厕自理缺陷　与治疗需要绝对卧床休息有关

1．定义　个体如厕或清洁卫生活动能力受损的状态。

2．诊断依据　主要依据：医嘱急性期患者绝对卧床休息。

3．护理目标

（1）患者 2d 内能说出限制自行如厕的目的，并积极配合。

（2）在限制活动期间，患者卫生状况良好，大小便通畅。

4．护理措施

（1）向患者和家属讲解绝对卧床休息的目的。

（2）了解患者大小便的规律，以决定排便方式。

（3）加强生活护理和基础护理，给予床上擦浴、更衣，协助进食、洗漱、排便等。

（三）活动耐力下降　与氧的供需失调有关

1．定义　个体因生理能力降低而处于不能耐受日常必要活动的状态。

2．诊断依据

（1）主要依据：自述疲乏、无力。

（2）次要依据：包括①面色苍白；②心电图改变。

3．护理目标　患者住院期间能参与所要求的身体活动，主诉活动时乏力感逐步减轻。

4．护理措施

（1）向患者解释急性期须卧床休息的重要性，病情稳定后可逐渐增加活动量。

（2）指导并督促患者按照根据其病情制订的活动处方进行活动：①急性心肌梗死后第 1～3 天，绝对卧床休息，进食、排便、洗漱等活动由护士协助完成。②第 4～6 天，卧床休息，可做深呼吸运动和上下肢的被动与主动运动。③第一周后，无并发症的患者可开始由床上坐起，逐渐过渡到坐在床边和椅子上。④第 1～2 周，开始在床边、病室内走动，在床边完成洗漱等个人卫生活动。⑤第 2～3 周，可在室外走廊行走，到卫生间洗漱或上厕所排便。

（3）保证患者充足的睡眠，两次活动之间要有充分的休息时间。

（4）患者活动过程中，监测其心率、血压、呼吸、心电图，询问其感受，观察其反应。

（四）恐惧　与剧烈疼痛有关

1．定义　个体对明确而具体的威胁因素产生的惧怕感。

2．诊断依据

（1）主要依据：剧烈心前区疼痛，有濒死感，休息并含化硝酸甘油片不缓解。

（2）次要依据：多次询问病情及预后。

3．护理目标　患者 3d 内主诉恐惧感减轻或消失。

4．护理措施

（1）鼓励患者表达出内心的恐惧感受，对患者的恐惧表示理解并给予安慰。

（2）指导患者使用放松技术，如缓慢深呼吸、全身肌肉放松等。

（3）当患者胸痛剧烈时，应尽量保证有一名护士陪伴在患者身旁。

（4）积极采取止痛措施，有效缓解疼痛。必要时遵医嘱用镇静药。

（五）知识缺乏　缺乏心绞痛的用药、饮食、心肌梗死的预后等知识

1．定义　个体处于缺乏某疾病治疗、护理、保健等方面的知识和技能的状态。

2．诊断依据

（1）主要依据：包括①患者未遵医嘱规律用药；②不恰当的生活方式，如生活不规律，常喝酒、吸烟、进食高脂肪餐等。

（2）次要依据：多次询问病情及预后。

3. 护理目标

（1）患者住院期间对治疗过程表示理解，并能积极配合。

（2）患者 3d 内能说出改变生活方式及习惯的依据。

4. 护理措施

（1）向患者讲解心肌梗死的病因及诱因。

（2）告诉患者急性期治疗原则、主要的治疗措施。

（3）向患者讲解规律生活、合理饮食的重要性，帮助患者以低脂肪、低胆固醇、低能量、高维生素为原则制订食谱。

（4）在药物治疗和坚持规律用药方面给予指导。

（六）潜在并发症： 心律失常

1. 护理目标　及时发现和控制心律失常。

2. 护理措施

（1）持续心电监测 3~5d，密切观察患者的心率、节律的变化。

（2）准备好抢救设备及药品，抢救仪器固定放置。

（3）监测电解质和酸碱平衡状况。

案例二

根据所给病历，针对患者存在的健康问题列出护理诊断，并就其中一项护理诊断制订护理计划，以 PIO 格式记录。

1. 病史　患者，女性，75 岁。患肺源性心脏病 8 年，此次由于受凉引发肺炎而住院接受治疗。

2. 护理体检　体温 39.4℃，脉搏 106 次 /min，呼吸 24 次 /min，血压 150/100mmHg。患者面色潮红，意识清楚，情绪极度烦躁，主动体位，查体合作，痰液黏稠不易咳出。口腔内左颊部可见一约 1.0cm×0.5cm 大小溃疡，达肌层，创面较多坏死组织，触痛（+），咽轻度充血，触诊胸骨压痛，听诊双肺呼吸音粗，右下肺可闻及湿啰音，生活不能自理。

【护理诊断】

1. 体温过高　与肺部感染有关

2. 清理呼吸道无效　与痰液黏稠、无力咳出有关

3. 口腔黏膜改变　与机体抵抗力下降有关

4. 如厕自理缺陷　与年老体弱有关

5. 恐惧　与身体健康受到威胁有关

针对首优护理问题，提出相应的护理措施。

P：体温过高　与肺部感染有关

I：1. 监测患者体温变化，每 4h 测量 1 次并记录。

　2. 给予患者头部冷敷、温水擦浴等物理降温，30min 后测量体温。

　3. 指导患者多饮水，必要时静脉补充液体。

　4. 及时擦干汗液，更换内衣和被服，保持皮肤清洁，预防感冒。

　5. 口腔护理每天 3 次，用金霉素甘油涂溃疡处。

　6. 给予高能量、高蛋白、高维生素、清淡易消化的流质饮食，以提高患者机体抵抗力。

　7. 遵医嘱应用非甾体抗炎药及抗生素，并观察患者用药后的效果，注意药物不良反应。

　8. 注意病房内的温度和湿度适宜，保持空气流通。

O：患者服用布洛芬 30min 后体温降至 38.3℃，3h 内饮水 400ml。

附7-2　患者入院护理评估单

姓名_____床号_____科别_____病室_____住院号_____

一、一般资料

姓名_____性别_____年龄_____职业_____

民族_____籍贯_____婚姻_____文化程度_____宗教信仰_____

联系地址_____联系人_____电话_____

主管医师_____护士_____收集资料时间_____

入院时间_____入院方式：步行　　扶行　　轮椅　　平车

入院医疗诊断_____

入院原因（主诉和简要病史）_____

_____

_____

既往疾病史（医疗诊断、时间和是否治愈）_____

目前用药情况：无　　有　　药物名称____剂量____用法____末次剂量和时间_____

过敏史：无　　有（药物_____食物_____其他_____）

家族史：原发性高血压、冠心病、糖尿病、肿瘤_____、癫痫、精神病、传染病_____、

遗传病_____其他_____

二、生活状况及自理程度

1. 饮食形态

基本膳食：普食　　软饭　　半流质　　流质　　禁食

食欲：正常　　增加　　亢进____天/周/月　　下降/厌食____天/周/月

近期体重变化：无　增加/下降____kg/____月（原因_____）

其他：_____

2. 睡眠休息形态

休息后体力是否容易恢复：是　否（原因_____）

睡眠：正常　　入睡困难　　易醒　　早醒　　多梦　　噩梦　　失眠

辅助睡眠：无　　药物　　其他方法

其他：_____

3. 排泄形态

排便：____/d　性状____正常/便秘/腹泻/排便失禁　　造瘘

排尿：____/d　颜色____性状____尿量____ml/24h　尿失禁　尿潴留　留置导尿　膀胱造瘘

4. 健康感知/健康管理形态

吸烟：无　偶尔吸烟　经常吸烟____年____支/d　已戒____年

饮酒/酗酒：无　偶尔饮酒　经常饮酒____年____ml/d　已戒____年

遵循医嘱/健康指导：是　　否（原因_____）

寻求促进健康的信息：无　　有（沟通交流/报刊/书籍/广播）

5. 活动/运动形态

自理：全部　　障碍（进食　沐浴/卫生　穿着/修饰　如厕）

活动能力：下床活动　　卧床（自行翻身/不能自行翻身）

步态：稳　不稳（原因_____）

医疗/疾病限制：医嘱卧床　持续静滴　石膏固定　牵引　瘫痪

辅助工具：无　轮椅　拐杖　手杖　助行器　假肢　其他

6. 其他：_____

三、体格检查

T____℃ P____次/min R____次/min BP____mmHg 身高____cm 体重____kg

1. 神经系统

意识状态：清醒 意识模糊 嗜睡 谵妄 昏迷

语言表达：清楚 含糊 语言困难 失语

定向能力：准确 障碍（自我 时间 地点 人物）

2. 皮肤黏膜

皮肤颜色：正常 潮红 苍白 发绀 黄染 皮肤温度：温 凉 热

皮肤湿度：正常 干燥 潮湿 多汗 完整性：完整 皮疹 出血点 其他_____

压疮（Ⅰ/Ⅱ/Ⅲ度）（部位/范围_____）

口腔黏膜：正常 充血 出血点 糜烂 溃疡 疱疹 白斑

其他：_____

3. 呼吸系统

呼吸方式：自主呼吸 机械通气 节律：规则 异常 频率_____次/min

深浅度：正常 深 浅 呼吸困难：无 轻度 中度 重度

咳嗽：无 有 痰：无 容易咳出 不易咳出 痰：（色____量____黏稠度____）

其他：_____

4. 循环系统

心率：规则 心律失常 心率：_____次/min

水肿：无 有（部位/程度_____）

其他：_____

5. 消化系统

胃肠道症状：恶心 呕吐（颜色____性质____次数____总量____）

　　　　　　嗳气 反酸 烧灼感 腹胀 腹痛（部位/性质____）

腹部：软 肌紧张 压痛/反跳痛 可触及包块（部位/性质_____） 腹水（腹围_____cm）

其他：_____

6. 生殖系统

月经：正常 紊乱 痛经 月经量过多 绝经

其他：_____

7. 认知/感觉形态

疼痛：无 有 部位/性质

视力：正常 远/近视 失明（左/右/双侧）

听力：正常 耳鸣 重听 耳聋（左/右/双侧）

触觉：正常 障碍（部位_____）

嗅觉：正常 减弱 缺失

思维过程：正常 注意力分散 远/近期记忆力下降 思维混乱

其他：_____

四、心理社会方面

1. 情绪状态：镇静 易激动 焦虑 恐惧 悲哀 无反应

2. 就业状态：固定职业 丧失劳动力 失业 待业 其他

3. 沟通：希望与更多的人交往 语言交流障碍 不愿与人交往

角色问题：无 角色概念冲突 缺乏角色意识

与他人交往：正常　较少　回避

4. 医疗费用来源：自费　劳保　公费　医疗保险　其他

5. 与亲友关系：和睦　冷淡　紧张

6. 遇到困难最愿向谁倾诉：父母　配偶　子女　其他

五、入院介绍（患者知道）

负责自己的医生、护士姓名，病室环境，病室制度（查房、开饭、探望、熄灯时间）及粪便、尿常规标本留取法。

附 7-3　NANDA-I 267 项护理诊断一览表（2021—2023 年）

领域 1：健康促进

类别 1：健康意识

娱乐活动减少

有健康素养改善的趋势

久坐的生活方式

类别 2：健康管理

有逃脱的危险

老年综合征

有老年综合征的危险

有体育锻炼增强的趋势

社区保健缺乏

有风险的健康行为

健康维护行为无效

健康自我管理无效

有健康自我管理改善的趋势

家庭健康自我管理无效

家庭维护行为无效

有家庭维护行为无效的危险

有家庭维护行为改善的趋势

防护无效

领域 2：营养

类别 1：摄入

营养失调：低于机体需要量

有营养改善的趋势

母乳分泌不足

母乳喂养无效

母乳喂养中断

有母乳喂养改善的趋势

青少年进食动力无效

儿童进食动力无效

婴儿喂养动力无效

肥胖

超重

有超重的危险

婴儿吮吸吞咽反应无效

吞咽障碍

类别 4：代谢

有血糖不稳定的危险

新生儿高胆红素血症

有新生儿高胆红素血症的危险

有肝功能受损的危险

有代谢综合征的危险

类别 5：水电解质

有电解质失衡的危险

有体液失衡的危险

体液不足

有体液不足的危险

体液过多

领域 3：排泄 / 交换

类别 1：泌尿功能

残疾相关尿失禁

排尿障碍

混合型尿失禁

压力性尿失禁

急迫性尿失禁

有急迫性尿失禁的危险

尿潴留

有尿潴留的危险

类别 2：胃肠功能

便秘

有便秘的危险

感知性便秘

慢性功能性便秘

有慢性功能性便秘的危险

排便功能障碍

腹泻

胃肠动力失调

有胃肠动力失调的危险

类别 4：呼吸功能

气体交换受损

领域 4：活动 / 休息

类别 1：睡眠 / 休息

失眠

睡眠剥夺

有睡眠改善的趋势

睡眠型态紊乱

类别 2：活动 / 锻炼

活动耐力下降

有活动耐力下降的危险

有废用综合征的危险

床上移动障碍

躯体移动障碍

轮椅移动障碍

坐位障碍

站立障碍

转移能力受损

步行障碍

类别 3：能量平衡

能量场失衡

疲乏

漫游

类别 4：心血管 / 呼吸反应

低效性呼吸型态

心输出量减少

有心输出量减少的危险

有心血管功能受损的危险

淋巴水肿自我管理无效

有淋巴水肿自我管理无效的危险

自主呼吸障碍

有血压不稳定的危险

有血栓形成的危险

有心脏组织灌注不足的危险

有脑组织灌注无效的危险

外周组织灌注无效

有外周组织灌注无效的危险

呼吸机依赖

成人呼吸机依赖

类别 5：自理

沐浴自理缺陷

穿着自理缺陷

进食自理缺陷

如厕自理缺陷

有自理能力改善的趋势

自我忽视

领域 5：感知 / 认知

类别 1：注意力

单侧身体忽视

类别 4：认知

急性意识障碍

有急性意识障碍的危险

慢性意识障碍

情绪失控

冲动控制无效

知识缺乏

有知识增进的趋势

记忆功能障碍

思维过程紊乱

类别 5：沟通

有增强沟通的趋势

语言沟通障碍

领域 6：自我感知

类别 1：自我概念

无望感

有信心增强的趋势

有人格尊严受损的危险

自我认同紊乱

有自我认同紊乱的危险

有自我概念改善的趋势

类别 2：自尊

长期低自尊

有长期低自尊的危险

情境性低自尊

有情境性低自尊的危险

类别 3：体像

体像紊乱

领域 7：角色关系

类别 1：照顾者角色

养育障碍

有养育障碍的危险

有养育增强的趋势

照顾者角色紧张

有照顾者角色紧张的危险

类别 2：家庭关系
有依附关系受损的危险
家庭身份认同紊乱综合征
有家庭身份认同紊乱综合征的危险
家庭运作过程失常
家庭运作过程改变
有家庭运作过程改善的趋势

类别 3：角色表现
关系无效
有关系无效的危险
有关系改善的趋势
父母角色冲突
角色行为无效
社会交往障碍

领域 8：性
类别 2：性功能
性功能障碍
性生活型态无效

类别 3：生殖
生育进程无效
有生育进程无效的危险
有生育进程改善的趋势
有孕母与胎儿受干扰的危险

领域 9：应对 / 应激耐受性
类别 1：创伤后反应
有复杂的移民过渡危险
创伤后综合征
有创伤后综合征的危险
强暴创伤综合征
迁移应激综合征
有迁移应激综合征的危险

类别 2：应对反应
活动计划无效
有活动计划无效的危险
焦虑
防卫性应对
应对无效
有应对改善的趋势
社区应对无效
有社区应对改善的趋势
妥协性家庭应对
无能性家庭应对
有家庭应对改善的趋势

对死亡的焦虑
无效性否认
恐惧
适应不良性悲伤
有适应不良性悲伤的危险
有悲伤加剧的趋势
情绪调控受损
无能为力感
有无能为力感的危险
有能力增强的趋势
心理弹性受损
有心理弹性受损的危险
有心理弹性增强的趋势
持续性悲伤
压力负荷过重

类别 3：神经行为应激
急性物质戒断综合征
有急性物质戒断综合征的危险
自主反射失调
有自主反射失调的危险
新生儿戒断综合征
婴儿行为紊乱
有婴儿行为紊乱的危险
有婴儿行为调节改善的趋势

领域 10：生活准则
类别 2：信仰
有精神安适增进的趋势
类别 3：价值 / 信仰 / 行为一致性
有决策能力增强的趋势
决策冲突
独立决策能力减弱
有独立决策能力减弱的危险
有独立决策能力增强的趋势
道德困扰
宗教信仰减弱
有宗教信仰减弱的危险
有宗教信仰增强的趋势
精神困扰
有精神困扰的危险

领域 11：安全 / 防护
类别 1：感染
有感染的危险
有术区感染的危险

类别 2: 身体损伤

清理呼吸道无效

有误吸的危险

有出血的危险

牙齿受损

有干眼症的危险

干眼症自我管理无效

有口干的危险

有成人跌倒的危险

有儿童跌倒的危险

有受伤的危险

有角膜损伤的危险

乳头乳晕复合伤

有乳头乳晕复合伤的危险

有尿道损伤的危险

有围手术期体位性损伤的危险

有热损伤的危险

口腔黏膜完整性受损

有口腔黏膜完整性受损的危险

有周围神经血管功能障碍的危险

有躯体创伤的危险

有血管损伤的危险

成人压疮

有成人压疮的危险

儿童压疮

有儿童压疮的危险

新生儿压疮

有新生儿压疮的危险

有休克的危险

皮肤完整性受损

有皮肤完整性受损的危险

有新生儿猝死的危险

有窒息的危险

术后康复迟缓

有术后康复迟缓的危险

组织完整性受损

有组织完整性受损的危险

类别 3: 暴力

有女性割礼的危险

有对他人实施暴力的危险

有对自己实施暴力的危险

自残

有自残的危险

有自杀的危险

类别 4: 与环境相关的灾害

受污染

有受污染的危险

有职业性损伤的危险

有中毒的危险

类别 5: 防御过程

有碘造影剂不良反应的危险

有过敏反应的危险

有乳胶过敏反应的危险

类别 6: 体温调节

体温过高

体温过低

有体温过低的危险

新生儿体温过低

有新生儿体温过低的危险

有围手术期体温过低的危险

体温失调

有体温失调的危险

领域 12: 舒适

类别 1: 躯体舒适

舒适度减弱

有舒适度增强的趋势

恶心

急性疼痛

慢性疼痛

慢性疼痛综合征

分娩痛

类别 2: 环境舒适

同类别 1 中第 1、2 项

类别 3: 社会舒适

含类别 1 中第 1、2 项

有孤独的危险

社交孤立

领域 13: 生长 / 发育

类别 2: 发育

儿童发育迟缓

有儿童发育迟缓的危险

新生儿运动发育迟缓

有新生儿运动发育迟缓的危险

（注：各领域中暂无相应护理诊断的类别未列出）

附7-4 临床常见护理诊断内容举例

（一）营养失调 低于机体需要量

【定义】非禁食个体处于营养摄入量不足以满足机体需要量的状态。

【诊断依据】

1. 主要依据

（1）每日食物摄入量低于需要量。

（2）体重下降,低于正常标准体重20%以上。肱三头肌皮褶厚度,上臂中围均低于正常值。

2. 次要依据

（1）有引起摄入不足的因素存在,如吞咽困难、厌食等。

（2）有营养不良或某些营养素缺乏的表现,如消瘦、肌肉软弱无力、面色苍白、血红蛋白下降、血清白蛋白下降等。

【相关因素】

1. 病理生理因素

（1）各种疾病导致营养素摄入困难或障碍,如咀嚼或吞咽困难、厌食、拒食等。

（2）疾病导致营养素吸收障碍,如慢性腹泻等。

（3）营养素或能量消耗增加,如甲状腺功能亢进、糖尿病、烧伤、长期感染、发热等。

2. 治疗因素

（1）放疗、化疗或口腔、咽喉部手术等损伤影响摄入。

（2）某些药物治疗影响食欲与吸收,如口服磺胺类药物之后。

（3）外科手术、放疗之后营养消耗增加。

3. 情境因素

（1）环境不良,学习、工作压力或情绪不良引起食欲下降。

（2）特殊环境或因素不能获取食物,如水灾之后等。

4. 年龄因素 新生儿、婴幼儿喂养不当,老年人消化功能下降,青年人神经性厌食。

（二）体温过高

【定义】个体体温高于正常范围的状态。

【诊断依据】

1. 主要依据 体温在正常范围以上。

2. 次要依据

（1）皮肤潮红,触摸发热,脉搏、呼吸频率增快。

（2）可有抽搐或惊厥发生。

（3）疲乏、无力、头痛、头晕。

【相关因素】

1. 病理生理因素 感染、外伤、脱水、代谢率增高等。

2. 治疗因素 手术、药物等。

3. 情境因素 处于热环境中、剧烈活动等。

4. 年龄因素 未成熟儿。

（三）气体交换受损

【定义】个体处于肺泡和微血管之间氧气和二氧化碳交换减少的状态。

【诊断依据】

1. 主要依据 用力或活动时感到呼吸费力或困难。

2. 次要依据　有缺氧或二氧化碳潴留的表现：

（1）神经系统表现：烦躁、焦虑、意识模糊、嗜睡。

（2）呼吸系统表现：端坐呼吸、呼吸急促、呼气延长、心率增快、心律失常甚至心力衰竭。

（3）消化系统表现：胃区饱胀、食欲下降。

（4）其他：发绀、疲乏无力、尿量减少等。

（5）血气分析：PaO_2↓、$PaCO_2$↑、动脉血氧饱和度（SaO_2）↓。

【相关因素】

1. 病理生理因素　肺部感染等病变导致肺泡呼吸面积减少及呼吸膜改变，气管、支气管病变或异物、分泌物滞留致气道通气障碍，神经系统疾病导致呼吸活动异常等。

2. 治疗因素　麻醉药物等引起的呼吸抑制，气管插管等致呼吸道阻塞，吸入氧浓度过低等。

3. 情境因素　因创伤、手术或认知障碍致呼吸活动异常。

4. 年龄因素　早产儿、老年人呼吸中枢或肺呼吸功能降低。

（四）清理呼吸道无效

【定义】个体处于不能有效咳嗽以清除呼吸道分泌物或阻塞物，引起呼吸不通畅的威胁状态。

【诊断依据】

1. 主要依据

（1）无效咳嗽或咳嗽无力，如患者说排痰时伤口疼痛不敢咳嗽。

（2）不能排出呼吸道分泌物或阻塞物，如咳嗽时表情痛苦，痰液黏稠，不易咳出。

2. 次要依据

（1）呼吸音不正常，如听诊有痰鸣音。

（2）呼吸的频率、节律、深度发生异常改变，如呼吸急促。

【相关因素】

1. 病理生理因素　肺部感染引起分泌物过多、痰液黏稠，手术后引起呼吸运动受限而不能排出分泌物等。

2. 治疗因素　使用镇静药、麻醉药引起不能有效咳嗽。

3. 情境因素　由于手术疼痛或认知障碍等不敢咳嗽，空气干燥、吸烟、空气严重污染等致呼吸道分泌物异常等。

4. 年龄因素　新生儿咳嗽反射低下，老年人咳嗽反射迟钝、咳嗽无力。

（五）有受伤的危险

【定义】个体处于适应和防御能力降低，在与环境互相作用中易受到损伤的危险状态。

【诊断依据】有危险因素存在（同相关因素）。

【相关因素】

1. 病理生理因素　脑缺血缺氧、眩晕等脑功能异常，因步态不稳、截肢等导致活动功能异常，视觉、触觉等各种感觉器官异常等。

2. 治疗因素　镇静药影响中枢神经功能，石膏固定、拐杖等影响活动。

3. 情境因素　环境陌生，房屋结构布局与设施不当，交通运输方式不当等。

4. 年龄因素　小儿生活能力低下和缺乏安全意识，老年人感知、运动功能缺陷等。

（六）有皮肤完整性受损的危险

【定义】个体的皮肤处于可能受损伤的危险状态。

【诊断依据】有致皮肤损害的危险因素存在（同相关因素）。

【相关因素】

1. 躯体不能活动　如昏迷、偏瘫、骨折等。

2. 皮肤受到潮湿、摩擦的刺激　如大小便失禁。

3. 皮肤营养失调　如肥胖、消瘦、水肿。

（七）活动耐力下降

【定义】个体因生理功能降低而处于不能耐受日常必要活动的状态。

【诊断依据】

1. 主要依据

（1）活动中出现头晕、呼吸困难。

（2）活动后出现气短、不适，心率、血压异常。

（3）自述疲乏、无力或虚弱。

2. 次要依据

（1）面色苍白或发绀。

（2）意识模糊、眩晕。

（3）心电图改变。

【相关因素】

1. 病理生理因素

（1）各种疾病造成的缺氧或氧供给相对不足。

（2）饮食不足或营养不良等所致的能量供给不足。

2. 治疗因素　手术、放疗、化疗所致的代谢增加。

3. 情境因素　长期卧床，久坐或惰性生活方式，地理或气候因素造成氧供不足。

4. 年龄因素　老年人。

（八）睡眠型态紊乱

【定义】个体处于睡眠不足或中断等休息方式的改变，并出现不适和／或影响正常生活的一种状态。

【诊断依据】

1. 主要依据

（1）成人入睡或保持睡眠状态困难。

（2）儿童不愿就寝、夜间常醒着或渴望与父母一起睡。

2. 次要依据

（1）白天疲劳、打瞌睡。

（2）烦躁、情绪不稳、易怒、面无表情、眼圈发黑。

【相关因素】

1. 病理生理因素　各种疾病造成的不适、疼痛而经常觉醒，如心绞痛、腹泻、尿频、尿潴留、便秘等。

2. 治疗因素　因静脉输液、牵引、石膏固定等改变睡眠姿势而不适，应用镇静药、催眠药等导致白天睡眠过多。

3. 情境因素　过度紧张、恐惧、生活环境变化，生活方式改变（如值夜班、白天睡眠过多），过度活动等。

4. 年龄因素　小儿恐惧黑暗，女性更年期内分泌改变等。

（九）知识缺乏（特定的）

【定义】个体处于缺乏某种疾病治疗、护理、保健等方面的知识和技能的状态。

【诊断依据】

1. 主要依据

（1）自述或行为表现缺乏有关知识和技能，并要求学会。

（2）没有正确执行医护措施。

2. 次要依据

（1）误解有关知识和技能。

（2）日常生活中没有落实有关治疗和护理计划,如没有认真执行低盐饮食。

（3）因知识缺乏出现焦虑、抑郁等心理变化。

【相关因素】

1. 病理生理因素　缺乏疾病诊断、防治知识;疾病导致认知障碍。

2. 情境因素　认知水平障碍;缺乏信息资源;对信息理解不正确;文化、语言沟通障碍;缺乏学习兴趣和动机。

3. 年龄因素　儿童缺乏卫生、安全、自理、营养等知识。青年人缺乏安全、性知识及保持健康等知识。老年人缺乏识别早期疾病的知识及老年保健等知识。

（十）**急性疼痛**

【定义】个体感到或说出有严重不舒适的感觉。

【诊断依据】

1. 主要依据　患者自述有疼痛感。

2. 次要依据

（1）表情痛苦、呻吟。

（2）强迫体位、按揉疼痛部位。

（3）急性疼痛的反应:血压升高,脉搏、呼吸频率增快,出汗,注意力不集中等。

【相关因素】

1. 病理生理因素　烧伤、外伤、骨折等导致组织损伤,肌肉痉挛、下肢血管痉挛或阻塞。

2. 治疗因素　手术、静脉穿刺、组织活检、骨髓穿刺等引起组织损伤等。

3. 情境因素　不活动、体位不当等。

（十一）**焦虑**

【定义】个体或群体处于因模糊、不明确、不具体的威胁而感到不安与不适的状态。

【诊断依据】

1. 生理方面　失眠、疲劳感、口干、肌肉紧张、感觉异常等,脉搏增快、呼吸频率增快、血压升高、出汗、烦躁、声音发颤或音调改变。

2. 心理方面　不安感、无助感、缺乏自信、预感不幸等,易激动、爱发脾气、无耐心、常埋怨别人等。

3. 认知方面表现　注意力不集中、健忘、怀念过去、不愿面对现实。

【相关因素】

1. 病理生理因素　基本需要(空气、水、食物、排泄、安全等)未得到满足,如心肌缺血缺氧而疼痛、尿潴留引起不适。

2. 治疗因素　担心手术、治疗或检查发生意外,不熟悉医院环境等。

3. 情境因素　自尊受到威胁,死亡、失去亲人的威胁,家庭经济困难等。

4. 年龄因素　小儿因住院与家人分离。

（十二）**躯体移动障碍**

【定义】个体独立移动躯体的能力受限制的状态。

【诊断依据】

1. 主要依据

（1）不能自主的活动(床上活动,上、下床及室内活动等)

（2）因强制性约束而不能活动,如肢体制动、牵引、医嘱绝对卧床等。

2. 次要依据

（1）肌肉萎缩，肌力、肌张力下降。

（2）协调、共济运动障碍。

（3）关节活动受限。

【相关因素】

1. 病理生理因素　神经肌肉受损，肌肉、骨骼损伤，感知、认知障碍，导致活动耐力下降的疾病；疼痛不适。

2. 情境因素　抑郁、焦虑心理。

3. 年龄因素　老年人运动功能退行性变化使活动受限。

活动功能分级：

0级：能完全独立地活动。

Ⅰ级：需助行器械辅助活动。

Ⅱ级：需他人帮助活动。

Ⅲ级：既需助行器又需他人帮助活动。

Ⅳ级：不能活动，完全依赖帮助。

附7-5　常见医护合作性问题

1. 潜在并发症：心/血管系统

1.1 局部缺血性溃疡

1.2 心输出量减少

1.3 心律失常

1.4 肺水肿

1.5 心源性休克

1.6 深静脉血栓形成

1.7 血容量减少性休克

1.8 外周血液灌注不足

1.9 高血压

1.10 先天性心脏病

1.11 心绞痛

1.12 心内膜炎

1.13 肺栓塞

1.14 脊髓休克

2. 潜在并发症：呼吸系统

2.1 低氧血症

2.2 肺不张/肺炎

2.3 支气管狭窄

2.4 胸腔积液

2.5 呼吸机依赖性呼吸

2.6 气胸

2.7 喉头水肿

3. 潜在并发症：肾/泌尿系统

3.1 急性尿潴留

3.2 肾灌注不足

3.3 膀胱穿孔

3.4 肾结石

4. 潜在并发症：胃肠-肝-胆/消化系统

4.1 麻痹性肠梗阻/小肠梗阻

4.2 肝功能异常

4.3 高胆红素血症

4.4 内脏切除术

4.5 肝脾大

4.6 柯林氏溃疡

4.7 腹水

4.8 胃肠出血

5. 潜在并发症：代谢/免疫/造血系统

5.1 低血糖/高血糖

5.2 负氮平衡

5.3 电解质紊乱

5.4 体温过低（严重的）

5.5 体温过高（严重的）

5.6 败血症

5.7 酸中毒（代谢性、呼吸性）

5.8 碱中毒（代谢性、呼吸性）

5.9 甲状腺功能减退/甲状腺功能亢进

5.10 变态反应

5.11 肾上腺功能不全

5.12 贫血

5.13 免疫缺陷

5.14 红细胞增多症

5.15 镰状细胞危象

5.16 弥散性血管内凝血

6. 潜在并发症: 神经 / 感觉系统

6.1 颅内压增高

6.2 中风

6.3 癫痫

6.4 脊髓压迫症

6.5 重度抑郁症

6.6 脑膜炎

6.7 脑神经损伤(特定的)

6.8 瘫痪

6.9 外周神经损伤

6.10 眼压增高

6.11 角膜损伤

6.12 神经系统疾病

7. 潜在并发症: 肌肉 / 骨骼系统

7.1 骨质疏松

7.2 腔隙综合征

7.3 关节脱位

7.4 病理性骨折

8. 潜在并发症: 生殖系统

8.1 胎儿窘迫

8.2 产后出血

8.3 妊娠高血压

8.4 月经过多

8.5 月经频繁

8.6 梅毒

8.7 产前出血

8.8 早产

9. 潜在并发症: 药物治疗副作用

9.1 肾上腺皮质激素治疗的副作用

9.2 抗焦虑治疗的副作用

9.3 抗心律失常治疗的副作用

9.4 抗凝血治疗的副作用

9.5 抗惊厥治疗的副作用

9.6 抗抑郁治疗的副作用

9.7 抗高血压治疗的副作用

9.8 抗肿瘤治疗的副作用

9.9 抗精神病治疗的副作用

（曾晓英）

？ 复习思考题

扫一扫，测一测

1. 护理程序有哪些特点?

2. 书写护理诊断时应该注意哪些方面?

3. 排列护理诊断的顺序时应遵循的排序原则是什么?

4. 陈述护理目标时应注意哪些方面?

5. 患者,女性,12 岁,小学 6 年级学生,诊断急性白血病。患者近 1 周出现发热,乏力、懒动、轻度胸闷,皮肤上有瘀点、瘀斑,食欲较差,大小便及睡眠情况良好,生活尚能自理,患者为独生女,学习好,因反复发热、出血,影响学习,有焦虑心理。父母均是工人,未听说过白血病。护理体检,体温 39.1℃,脉搏 96 次 /min,呼吸 24 次 /min,血压 105/60mmHg。少年女性,发育正常,意识清醒,精神差,高热病容,贫血面容,皮肤温热、潮红,上肢可见片状瘀斑,睑结膜苍白,右下唇可见一个约 1cm×1cm 大小溃疡,达肌层,创面较多坏死组织。根据以上资料,列出 3 个护理诊断,并就其中一个护理诊断做出护理计划。

PPT 课件

知识导览

第八章 健康教育

ER-8-1
ER-8-2

> ## 学习目标
>
> 1. **掌握** 健康教育的概念、基本原则,健康教育的程序和方法。
> 2. **熟悉** 健康教育的内容、健康教育和卫生宣教的区别。
> 3. **了解** 健康教育的目的与意义。

护理工作的重要职责之一就是通过健康教育唤起公众的保健意识,使其改变不良的生活习惯,建立有利于健康的行为,掌握自我保健的方法和技术,提高全民的身体素质及生活质量。

第一节 健康教育概述

一、相 关 概 念

(一)健康教育

健康教育(health education)是通过有计划、有组织、有系统的信息传播和行为干预,帮助个体和群体掌握卫生保健知识,树立健康观念,促使人们自愿采纳有利于健康的行为和生活方式的教育活动过程。它既是健康保健的重要护理实践活动,也是健康保健的重要手段。健康教育强调改变人们的行为,以提高生活质量为目的,其实质是一种干预措施。其核心是教育人们树立健康意识,促使人们改变不健康的行为生活方式,养成良好的行为生活方式,以降低或消除影响健康的危险因素。通过健康教育,能帮助人们了解哪些行为是影响健康的,并能自觉地选择有益于健康的行为生活方式。

(二)健康促进

1. 健康促进的概念 健康促进是 20 世纪 70 年代提出的一个公共卫生概念,是健康教育发展的新阶段。1986 年,第一届国际健康促进大会上通过的《渥太华宣言》(Ottawa Charter of Health Promotion)指出:"健康促进是促使人们提高、维护和改善他们自身健康的过程。"这为健康促进提出了宏观的概念性定义,美国健康教育学家劳伦斯·格林指出:"健康促进是包括健康教育及能促使行为和环境有益于健康的相关政策、法规、组织的综合。"这一概念使我们对健康促进的要素有了比较清晰的理解。

2. 健康教育与健康促进的关系 健康促进包括了健康教育,健康促进与健康教育相比,健康促进融合客观的支持与主观参与于一体,包括政策和环境的支持。不仅包括了健康教育的行为干预内容,同时还强调行为改变所需的组织支持、政策支持、经济支持等环境改变的各项策略。健康教育是健康促进的基础,通过它激发领导者、社区和个人参与的意愿,营造健康促进的氛围,没有健康教育,健康促进则成无源之水;同时,健康教育如不向健康促进发展,其作用就会受到极大的限制；健康促进＝健康教育＋环境因素，健康促进＝健康教育＋行政手段。因此，二者的关系为健康教育是健康促进的重要内容和原动力，而健康促进是健康教育取得成功的保证，健康促进是为实现人人享有卫生保健而采取的行为目标，而健康教育是实现这一目标的策略，二者是不可分割的统一体。

知识链接

我国的健康促进社会组织

健康促进需要全社会的广泛参与，但医疗卫生保健部门及其成员是推动健康促进的核心力量。他们是健康促进的倡导者、发动者、组织者和实施者，引领全社会积极、主动参与健康促进活动。我国的健康促进社会组织如下：

1. 中国健康促进基金会　2006年成立，是由卫生部主管的全国公益性公募组织。其宗旨是募集资金，开展健康促进活动，推动健康促进事业的发展，为增强全民健康素质服务。

2. 中国健康促进与教育协会　1984年成立，主要任务是团结全国健康教育工作者，并且联系社会各界，发展和推动我国的健康促进与教育事业。其日常工作包括通过开展有关各项健康教育的公益事业、组织经常性的学术活动，以加强健康、医疗卫生知识的传播，倡导健康、文明的生活方式，促进公众合理营养，提高群众的健康意识和自我保健能力。

（三）卫生宣教

1. 卫生宣教的定义　卫生宣教是指卫生宣教机构或工作人员利用宣传栏、宣传单或现代媒体，向民众宣传卫生知识。是实现特定健康教育目的的一种手段，而不是健康教育的实质。

2. 卫生宣教与健康教育的区别　二者既有联系又有区别。其联系为我国当前的健康教育是在过去卫生宣教的基础上发展起来的；卫生宣教仍然是目前健康教育的主要措施。二者的区别为卫生宣教单纯是一种卫生知识的传播，而健康教育是一种有计划、有目的、有评价的教育活动，强调改变人们的行为，以提高生活质量为目的。其具体区别见下表（表8-1）。

表8-1　卫生宣教与健康教育的区别

	卫生宣教	健康教育
目的	普及卫生知识	建立健康的行为
方法	单向交流、灌输	双向交流、计划、实施、评价
相关知识	医学、预防、心理学等	医学、预防、教育学、信息传播学、行为学
教育对象	接受（不宜测量）	接受、执行、评价效果
护士	传授	计划、指导、传授等

二、健康教育的目的与意义

（一）健康教育的目的

1991年6月，第十四届世界健康教育大会上，国际健康教育联盟主席托斯马等提出，健康教育的最终目的是：

1. 促进健康，使人们为实现健康目标而奋斗。

2. 提高或维护健康。

3. 预防非正常死亡、疾病和残疾。

4. 改善人际关系，增加人们的自我保健能力。

（二）健康教育的意义

健康教育作为卫生保健的战略措施，已得到全世界公认，在预防疾病、促进健康等方面具有重要的意义。

1. 健康教育是基本卫生保健的首要任务　WHO 在《阿拉木图宣言》中把健康教育作为基本卫生保健 8 项任务之首，并指出"健康教育是所有卫生问题、预防方法及控制措施中最为重要的"。可以说，健康教育在实现健康目标、社会目标、经济目标中具有重要的地位。

2. 健康教育是一项低投入、高产出、高效益的保健措施　随着人类疾病谱和死亡谱的变化，慢性非传染性疾病如脑血管疾病、肿瘤、心血管疾病等已成为人类的主要死因，这些疾病的发生、发展多与不良的生活方式、行为有关。健康教育实践证明，采取合理膳食、加强锻炼、不吸烟、适量饮酒等有益于健康的生活方式，可以有效地降低疾病的发病率和死亡率，大大减少医疗费用。

3. 提高人群的自我保健意识和能力　自我保健是指人们为维护和增进健康，预防、发现和治疗疾病，自己采取的卫生行为以及做出的与健康有关的决定。通过健康教育，可以使公众了解和掌握自我保健知识，培养人们的健康责任感，促使他们改变不良的行为方式和生活习惯，提高自我保健能力。

4. 有利于控制医疗行为，改善医患关系　在为患者服务的过程中，适时、恰当地施以不同形式的健康教育，既让患者获得了防病、治病的保健知识，又让他们从内心感到关怀和温暖，由此产生对医护人员的尊重和依赖。良好的护患关系会给患者带来安全感和治疗疾病的信心，他们愿意把生命托付给医护人员，而对医护人员来说，良好的护患关系，则是进行治疗、护理的必备前提。

5. 促进精神文明建设　健康教育是建设社会主义精神文明的重要组成部分。目前，我国农村还存在封建迷信思想。许多人相信"鬼"和"神"，有病时求巫不求医，严重影响人们的健康。健康教育可以使群众掌握科学知识，自觉破除封建迷信思想，加强精神文明建设。

第二节　健康教育的基本原则与内容

一、健康教育的基本原则

健康教育是一项复杂的、系统的教育活动，在实施健康教育的过程中，必须遵循一定的规律和原则，才能达到教育目的，促使个体和群体改变其不健康的行为和生活方式。

1. 科学性　健康教育的内容必须科学、正确、详实。教育的内容应有科学依据，采用的数据应可靠无误，举例应实事求是，及时应用新的科学研究结果，摒弃陈旧、过时的内容，缺乏科学性的教学内容和方法往往适得其反。

2. 规律性　健康教育要按照不同人群的认知、思维和记忆规律，由简到繁、由浅入深、从具体到抽象进行。学习应该是一个循序渐进的过程，每次学习活动应建立在上一次学习的基础之上，一次的教学内容不宜安排过多，并逐渐累积以达到良好的教育效果。

3. 针对性　健康教育应针对不同人群的特点，采用不同的教育方法。由于健康教育对象的年龄、性别、个性、嗜好、健康状况及学习能力不同，对卫生保健知识的需求也不尽相同，因此在实施健康教育计划之前，应全面评估服务对象的学习需要，了解服务对象需要了解和掌握的知识，并在此基础上制订出有效、可行的健康教育计划，设计与学习者年龄、性别、爱好、文化背景相适宜的健康教育形式。

4. 通俗性　进行健康教育时,应采用学习者易于接受的教育形式和通俗易懂的语言,避免过多地使用医学术语,可以运用现代技术手段,如影像、动画、照片等,对于儿童可使用形象生动的比喻和儿化语言,对于文化层次较低的群体用一些当地的俗语,可以帮助其更好地理解,有利于提高人群的学习兴趣和对知识的理解。

5. 启发性　健康教育应该通过启发教育,使服务对象知道不健康行为的危害性,鼓励与肯定其行为的改变,形成自觉的健康意识和习惯,提高健康教育效果。采取多种启发教育方式,如用生动的案例,组织同类患者或人群交流经验与教训,其示范和启发作用往往比单纯的说教效果更好。

6. 可行性　健康教育必须以当地的经济、社会、文化及风俗习惯为基础,才能达到预期的目的。健康教育的目的是公众能产生自觉的健康行为,个体或群体的行为或生活方式与居住条件、饮食习惯、工作条件、市场供应、社会规范、环境状况等因素有关。因此,健康教育必须考虑到以上多种因素,促进健康教育目的的实现。

7. 合作性　健康教育的成功与否需要依靠学习者与其他健康服务者的积极参与,只有个人、家庭、社区、卫生专业人员、卫生服务机构和政府共同承担责任,才能成功地实现健康教育的目标。因此,健康教育需要动员社会和家庭等支持系统的参与和合作,如父母、子女、同事、朋友等的支持、参与,以帮助学习者达到健康的行为。

8. 行政性　政府部门的领导与支持是开展健康教育活动最重要的力量,开展健康教育活动也应包含在整个医疗卫生计划内。医疗卫生部门应有专门的人员负责组织和协调健康教育,所需经费及人力、物力也应该有统一的安排。

知识链接

医院健康教育的有利条件

在医院的特定场所开展健康教育具有下列优势:

1. **针对性强**　失去的东西,倍感可贵,健康也同样如此。当一个人处于健康状态时,往往体会不到健康的可贵和幸福,体会不到健康知识的重要性,因而对预防疾病的知识缺乏自觉的要求。然而,一旦受到疾病的痛苦折磨,对卫生知识的渴求则会大大提高。

2. **高技术优势**　医院有广大的医护人员,他们不但掌握系统的医学知识,而且直接为患者服务,是开展健康教育最有影响、最有权威的人员。

3. **患者相对集中**　特别是住院患者有一定的时间参与健康教育计划,并且易于按不同的疾病分类,有针对性地开展健康教育。

二、健康教育的内容

不同人群对健康教育的需求存在一定的差异,同时随着健康教育理论与实践的不断发展,健康教育的内容也在逐渐扩展和深化。

(一)一般性健康教育

主要帮助公众了解增强个人和群体健康的基础知识,如个人卫生、营养、疾病防治、精神或心理卫生知识等。

(二)特殊健康教育

主要为特殊职业、特殊人群提供健康教育知识。如职业病的防治知识、妇女保健知识、儿童健康知识、中老年预防保健知识等。

（三）卫生法规的教育

旨在提高人群的卫生法治观念，增强健康的责任心和守法的自觉性。

（四）患者的健康教育

此类教育以医院为基地，护士利用医院的特殊环境有针对性地对护理对象实施健康教育，更容易获得明显效果。由于疾病的种类繁多，致病因素复杂，服务对象的生活和工作场所分布广泛，因此医疗机构的健康教育内容非常复杂，其基本内容概括归纳如下：

1. 各种流行病防治知识

（1）法定传染病的防治知识：包括传染源、传播途径、预防方法以及疫情报告、隔离、消毒、护理、治疗等有关知识。

（2）非传染性疾病的防治知识：如冠心病、脑血管病、肿瘤、糖尿病、高血压等疾病的预防、治疗、康复等方面的知识。

2. 一般卫生知识的宣传教育

（1）常见病的防治知识：包括内科、外科、妇产科、儿科、五官科、肿瘤科、皮肤科等有关疾病的一般防治知识。

（2）各种仪器治疗知识：如放射线、红外线、激光等治疗方法的适应证、禁忌证和有关注意事项等内容。

（3）检查化验知识：如血、尿、粪便三大常规，各种血液生化功能检查，X线检查、心电图、B超、胃镜、膀胱镜、CT、磁共振检查等，都应向患者说明检查的目的、检查中应注意的事项和采集标本的方法。

（4）合理用药知识：常用药物的适应证、禁忌证、服法、剂量、副作用、注意事项等；各类中药的服法、煎制法及适应证、禁忌证；按时、按量、遵医嘱服药的重要性等。

（5）就诊知识：如门诊挂号、住院手续、医院科室分布及医院各项规章制度等。

（6）日常生活中饮食起居方面的卫生知识：如不同疾病患者及其家庭成员在接受治疗和康复过程中的注意事项等。

3. 心理卫生和心理治疗知识

（1）教育患者正确对待自身的疾病，帮助其树立战胜疾病、早日康复的信念。

（2）对患者家属及陪护人员进行保护性原则教育，教育他们在精神上给患者以支持和鼓励，避免恶性刺激。

（3）针对不同类型患者的心理特点和心理矛盾，介绍有关疾病的防治知识和自我心理保健方法，消除心理异常和心理负担，提高自我保健能力。

（4）常见心理治疗方法的应用。

4. 行为干预　针对患者特定的健康问题和疾病特点，分析行为因素与所患疾病的关系及对个人健康的影响，通过行为指导和行为矫正，开展有针对性的行为干预。行为指导是通过语言、文字、声像等材料和具体的示范指导，帮助教育对象形成健康态度，做出行为决策，形成科学的行为方式。行为矫正是通过训练、强化、脱敏、厌恶疗法等方式，矫正旧的不良行为习惯，建立新的健康行为模式。

第三节　健康教育的程序与方法

一、健康教育的程序

实施健康教育是一个连续不断的过程，包括评估教育需要、设立教育目标、制订教育计划、实施教育计划和评价教育效果5个步骤。

（一）评估教育需要

评估教育需要是指收集学习者的有关资料和信息，对其进行整理、分析，对学习者的教育需求做出初步的估计。评估是实施健康教育的先决条件，通过评估可以了解学习者的学习需要、学习准备状态、学习能力及学习资源，同时也是健康教育者自我准备的阶段。

1. 评估学习者的需要及能力　在健康教育前，应了解学习者的基本情况，如年龄、性别、受教育程度，对健康教育的需求及兴趣，学习者健康知识及健康技能的缺乏程度，根据不同的学习需要及特点安排健康教育活动。

2. 评估教学资源　评估达到健康教育目标所需要的时间、教学环境、参与人员、所需教育资源及设备，如教材、小册子、音像、投影仪等。

3. 评估准备情况　在对学习者进行健康教育前，教育者应对自己从事健康教育的知识、水平、能力和准备情况做出评估，以指导自己做好充分准备。

（二）设立教育目标

设立教育目标是健康教育中的一项重要内容。明确教育目标不仅有助于教育计划的实施，也是评价教育效果的依据。教育者应该在正确评估的基础上，根据个体和群体的不同情况、学习动机及愿望、学习条件等制定一系列的行为目标。

1. 目标的设立应该具体、明确　目标应表明具体需要改变的行为，以及要达到目标的程度及预期时间等。如实现戒烟的目标，可以明确到每周减少几支烟。

2. 目标应以学习者为中心　制定目标应充分发挥学习者的参与性，尊重学习者的意愿，共同讨论达成共识，激励和调动学习者的主观能动性，以取得较好的效果。

（三）制订教育计划

制订教育计划可以使健康教育有序进行，同时计划也是一种协调，可以减少重叠性和浪费性的活动。

1. 明确实施计划的前提条件　制订计划时应根据目标，列出实现计划所需的各种资源、可能出现的问题，找出相应的解决办法，并确定完成的日期。

2. 合理利用教学环境及教学资源　根据人力、物力及其他资源的情况，合理安排教育的先后次序及教育方法，以期获得最佳的效果。

3. 计划应详尽、具体、书面化　整个健康教育计划要有具体、详细的安排，如参加人员、教育地点及教育环境、内容、时间、方法、进度等都应有详细的书面计划。

（四）实施教育计划

实施教育计划就是将计划付诸实践的过程。需要各部门及组织之间的密切配合与沟通，以保证教育计划的完成及教育的质量。护理人员应根据教育计划实施健康教育活动。实施过程中，要注意灵活性，教育者应因人、因时、因地制宜地实施教育计划，才能达到理想的健康教育效果。

1. 选择适宜的时间　每个人能达到最佳学习效果的时间不同，有的人在清晨，有人在下午，教育者应了解学习者的最佳学习时间，以提高学习效果。

2. 选择适当的教具　准备好所选教具及辅导材料，以增强教学的直观性与趣味性，提高学习者的学习兴趣。

3. 热情和蔼，以诚相待　与学习者谈话的态度应客观公正，不能主观、偏见；要帮助、指导，不能批评、训诫；避免不成熟的建议或承诺；与学习者沟通时要注意换位思考、认真倾听，注意观察其情绪，谈话时语气要婉转中肯，态度要热情和蔼，表达要通俗易懂。

（五）评价教育效果

评价教育效果是将健康教育结果与预期健康教育目标进行比较的过程。常以目标群体的知识、态度、行为、技能及健康状况等指标来作为评价效果的标准。根据评价的内容、指标和方法的不同,可分为过程评价和效果评价两大类。

1. 过程评价　是对教育计划的全过程进行的评价。包括评价护理人员对学习者学习需求的评估是否准确,有无遗漏;评价教育计划执行中的各项活动是否按计划要求进行;计划实施是否取得预期效果;及时发现计划执行中的问题,并有针对性地对计划以及干预方法、策略等进行修订,使之更符合客观实际,保证计划执行的质量和目标的实现。

2. 效果评价　效果评价是针对健康教育项目活动的作用和效果进行评估。根据干预变化的时效性,可分为近期、中期和远期效果评价。

(1) 近期效果评价:近期效果评价主要是对知识、信念态度的变化进行评估,主要指标有卫生知识知晓率、卫生知识合格率、卫生知识平均分数、健康信念形成率等。近期效果评价可通过观察学习者的反应、问卷反馈等形式反映。

(2) 中期效果评价:中期效果评价主要是指目标人群的行为改变,主要指标有健康行为形成率、行为改变率等。

(3) 远期效果评价:远期效果评价是对健康教育项目计划实施后产生的远期效应进行评价。包括目标人群的健康状况、生活质量的变化。主要评价指标有:

1) 反映健康状况的指标:包括①生理指标,包括身高、体重、血压、血红蛋白、血清胆固醇等;②心理指标,包括人格测量指标(EMPL 量表)、智力测验指标(智商)、症状自评量表(SCL-90)等;③疾病与死亡指标,包括发病率、患病率、死亡率、病死率、婴儿死亡率、平均期望寿命等。

2) 反映生活质量的指标:包括生活质量指数(PQLI)、日常生活能力评定量表(ADLI)、生活质量量表(LSI)等。

二、健康教育的方法

健康教育的方法有多种,教育者可以根据教育的目的,针对不同类型的学习者,采用不同的教育方法。

(一) 专题讲座法

专题讲座法是由卫生专业技术人员对有关健康的某个专题以课堂讲座的形式向学习者传递知识的方法。它是一种正式、传统和最常用的健康教育方式,能将健康知识系统地传递给学习者,帮助学习对象了解有关健康的知识或信息,为学习者观念、态度和行为的转变打下基础。

1. 优点　包括①适用于各种大小团体,容易组织;②能在短时间内将健康知识系统地传递给较多的学习者;③是一种经济、有效的教育方法。

2. 缺点　包括①以单向沟通为主,学习者处于被动地位,不利于学习者主动学习;②听众较多时,讲授者难以了解听众对讲授内容的反应,无法与听众进行良好的沟通,达不到预期的效果;③学习者缺少参与机会,影响意见及需要的表达,不易引起学习兴趣。

3. 方法和注意事项

(1) 注意讲授环境的布置:如视听教具、照明、通风等,尽量提供安静、光线充足、温度适宜和音响设备良好的学习环境。

(2) 有针对性地备课:在讲座前应预先了解学习对象的人数、受教育程度、职业等基本资料,进行针对性备课。

(3) 具备讲授能力:讲授者应具有很好的专业知识及讲授能力,内容简明扼要。

(4) 讲授中注意语言艺术:做到条理清晰、重点突出、通俗易懂;讲授的概念、原理、事实、观点必须正确;最好配有文字资料、幻灯片(PPT)、图片等帮助理解。

（5）注意调动学习者的学习热情：及时以提问等方式了解听众对知识掌握的反馈；演讲结束后鼓励听众发问，形成双向沟通。

（6）讲授时间适宜：时间不宜过长，一般以30～60min为宜，以保持听众的注意力。

（二）讨论法

讨论法是针对学习者的共同需要或存在的相同问题，以小组或团体的方式进行健康信息的沟通及经验交流，大家就共同关心的问题展开讨论，各抒己见。此方法适用于5～20人的多种内容的教学。

1. 优点 包括①教学对象为互动主体，使学习的过程化被动为主动，有利于调动学习积极性；②使学习者得以集思广益、获取知识、分享经验，加深对问题的认识及了解，有利于促进态度和行为的改变。

2. 缺点 包括①小组的组织及讨论比较费时；②如果引导、控制不好，容易出现浪费时间或讨论离题现象；③可能会出现有些人占主导地位，有些人则较少参与讨论的情况。

3. 方法和注意事项

（1）组成讨论小组：参加小组讨论的人员以7～8人为最佳，最多不要超过15人，尽量选择年龄、健康状况、受教育程度等背景相似的人组成讨论小组。

（2）确定讨论主题，制订讨论计划：讨论前应确定讨论主题，制订讨论计划和规则，如明确发言时间，争取每人发言等。

（3）选择讨论场地：讨论场地应便于交流，环境安静，最好以圆形或半圆形形式就座。

（4）掌握讨论技巧：一般由医护人员或保健人员当主持人，在开始时先介绍参加人员及讨论主题，在讨论过程中要注意调节讨论气氛，适时加以引导、提示、鼓励和肯定，讨论结束时，应对讨论结果进行简短的归纳及总结。

（三）角色扮演法

角色扮演法是一种通过行为模仿或行为替代来影响个体心理过程的方法。通过制造或模拟一定的现实生活片段，使教学内容剧情化，由学习者扮演其中的角色，将角色的语言、行为、表情及内心世界表现出来，使学习者在观察、体验和分析讨论中理解知识并受到教育。这种方法适用于儿童和年轻人。

1. 优点 包括①提供了具体而有兴趣的学习环境；②形式生动活泼，所有人员都可以参与学习过程。

2. 缺点 包括①需要较强的参与意识，对于害羞、性格内向者较困难；②有时希望或预期表现的内容不能表现出来。

3. 方法和注意事项

（1）角色扮演前准备：为了达到理想的效果，角色扮演前，应注意扮演主题的选择和编排，并做好角色的分配与排练。

（2）角色扮演时讲解：主持者应讲解此项教学活动的目的及意义，并对剧情及有关的表演人员进行简单的介绍。

（3）角色扮演后应进行讨论：可先由扮演者汇报自己的感受，然后让其他人员积极参加讨论。主持者可以引导参加人员讨论剧中的重点及内容，以使其了解相关的知识及原理。

（四）示范法

示范法是指教学者通过具体动作范例，使学习者直接感知所要学习的动作结构、顺序和要领的一种教学方法。常用于教授某项技术或技巧，通常包含动作、程序、技巧和知识示范等，并以各种设备和教具做相应的配合。

1. 优点 包括①学习者有机会将理论应用于实际，获得某项技巧或能力；②可根据学习者的具体情况安排示范的速度，可重复示教。

2. 缺点　受教学条件的限制,如教学场地受限、教学仪器及用具不足等。

3. 方法和注意事项

(1) 教学者先进行示范,并讲解该项操作的步骤及要点。示范时,动作不要太快,应将动作分解,且让所有参加者能清楚地看到;在示范的同时,配合口头说明。

(2) 示范的内容较复杂时,可事先利用视听教具,如录像带、视频等说明此项操作的步骤及原理,然后再示范。

(3) 安排时间让参与者练习,示范者在旁边指导。纠正错误时,切忌使用责备的口气,应分析其存在的困难,说明错误的地方,给予鼓励和耐心的指导。

(4) 结束时,让学习者回示,以了解和评价学习者是否获得此项技巧。

(五)个别会谈法

个别会谈法是指健康教育工作者根据自己的知识、经验,通过口头交谈的方式,引导学习者通过比较、分析、判断等思维活动获取知识的方法。

1. 优点　方法简便易行,不需要特殊的设备、设施。

2. 缺点　教学效果对施教者的语言素养和沟通技巧依赖较大。

3. 方法和注意事项

(1) 选择合适的会谈环境:会谈的环境应安静、舒适,利于交谈。

(2) 会谈前充分准备:对学习者的基本背景资料应有一定的了解,如姓名、年龄、受教育程度、职业、家庭状态等。

(3) 会谈时运用技巧:会谈应从最熟悉的人或事物谈起,注意沟通技巧的运用,使学习者产生信任感;会谈时防止谈话内容偏离主题,一次教育内容不可过多,以防学习者产生疲劳;对会谈内容要熟悉,会谈过程中及时观察、了解学习者对教育内容的反应,鼓励学习者积极参与交谈,并尊重对方的想法和判断。

(4) 会谈结束:应总结本次的教育内容,并了解学习者是否确实了解教育内容,如有必要,预约下次会谈时间。

(六)实地参观法

实地参观法是根据教学目的,组织学习者到实际场景中观察某种现象,以获得感性知识或验证已经学习过的知识的教学方法。如带领孕妇参观产房,以消除初产妇对分娩的恐惧;会见术后恢复较理想的患者,以增强术前患者对手术治疗的信心。

1. 优点　包括①学习者能在实际参观中增进对教学内容的了解;②有利于提高学习者的观察能力;③引导学习者寻找更多的学习经验。

2. 缺点　包括①这种方法易受客观条件限制,难以找到合适的参观对象或场所;②由于所需时间较多,有些学习者可能无法参加。

3. 方法和注意事项

(1) 做好参观的准备:选择合适的参观地点;事先到参观地考察并与参观单位取得联系,沟通参观访问事宜,全面了解需要注意的问题,做好参观计划。

(2) 指导参观的进行:参观前告知参观者参观的目的、重点及注意事项;参观时间要充分,使学习者有时间提问;参观后应配合讨论,以减少其疑虑或恐惧。

(七)视听材料应用法

视听材料应用法是利用有关教具使学习者在最短的时间内对某一教学内容有所了解。常用的视听材料包括计算机多媒体课件、电视、电影、录像或图表、模型、标本等。

1. 优点:包括①教学方法直观、生动、形象、趣味性强,使学习者的视觉、听觉并用,能激发学习者的学习兴趣,教育效果好;②适用于大多数对象,尤其适合阅读能力低下者。

2. 缺点:视听教学成本较高,需要一定的设备和经费保障。

3. 方法和注意事项

（1）使用视听材料：应选择安静、大小适宜的播放环境，保证光盘、录像带、音响和播放器的质量，教学内容安排在 30min 左右。

（2）应用图表：图表设计应生动醒目，利于吸引观众的注意力，易于记忆。

（3）应用图标、模型：图标、模型的展示应备有通俗易懂、简明扼要的文字说明帮助理解。展示可根据实际情况和条件选择合适的内容和地点，时间可长可短。

附8-1　健康教育在小儿呼吸道感染门诊的应用

病例摘要：患儿，女性，3 岁，鼻塞、咳嗽、咳痰 2d 伴发热，体温 38.7℃。患儿母亲陪同就诊，诊断：上呼吸道感染。门诊输液治疗。

1. 评估教育需要　患儿家属信任医生和护士，希望了解小儿呼吸道感染的预防，学会降温方法及药物使用。

2. 设立教育目标　提高患儿家属对本病的防治能力。

3. 制定教育内容

（1）讲解上呼吸道感染的诱发因素和临床表现。

（2）指导药物降温的方法。

（3）推荐阅读专科教育手册，学习饮食起居的有效照顾。

（4）及时就诊的指征。

4. 实施教育方法（护士对患儿母亲的门诊教育示例）

护士："您好，我是小孩的责任护士小刘，请问您是孩子的母亲吗？"

患儿母亲："是的，护士，您有什么事吗？"

护士："您刚刚是不是给孩子取了口服药，待会儿输完液回家后你们家长需要根据患儿体温情况给孩子服药。"

患儿母亲："好的，这药怎么服用，我不是很清楚"。

护士："我来告诉您，这个布洛芬混悬液（美林）是一种常见的小儿退烧药，您须每隔 4h 给孩子测体温一次，如果体温在 38.5℃ 以上，用药量须根据年龄范围使用，1～3 岁的孩子，您可以给她服 4ml 药品，必要时 6h 服 1 次。如果孩子体温持续高，需要及时到医院就诊。您会给孩子测体温吗？"

患儿母亲："测不太好，您教教我吧。"

护士（边说边示范）："测以前要把孩子腋下的汗擦干，把体温表甩到 35℃ 以下，再放至腋窝深处并紧贴皮肤，您帮她屈臂过胸夹紧体温计，测 10min。会了吗？"

患儿母亲："会了。"

护士：回家后让孩子多喝水，注意休息，给孩子吃一些清淡、营养丰富的流质或半流质饮食，比如果汁、蔬菜汁、瘦肉粥、肉丝面、鸡蛋面等，不要给孩子吃油脂太多和煎、炸的食物，每次给她吃少一些，一天多给她吃两次。另外，您还要注意观察孩子精神状态、面色的变化，如果有高热持续不退、咳嗽加重、呼吸困难，有抽风、惊厥发作、精神不好，或还有其他不适时随时就医。

患儿母亲："知道了，这孩子从小身体就不好，天气只要有变化，就感冒发烧，真没办法。"

护士："是吗？小孩子这种病大多是在天气突变、冷暖失宜、患有其他的疾病、机体抵抗力低时和患者接触、空气污染等情况下诱发。所以平时应让孩子加强运动，多到户外活动，增强对气温变化的适应能力。最近是呼吸道感染高峰期，您不要带孩子去公共场所。这几天，孩子尽量在家休息，防止交叉感染。"

患儿母亲："知道了，谢谢。"

5. 评价教育效果

（1）患儿母亲学会为小儿测体温的方法。

（2）患儿母亲知晓饮食起居的照顾方法。

（3）患儿母亲知晓非甾体抗炎药使用方法。

（刘　亿）

扫一扫，测一测

? 复习思考题

1. 何为健康教育？健康教育的原则有哪些？

2. 健康教育与卫生宣教有何区别？

3. 简述健康教育的内容与目的。

4. 应用示范法进行健康教育的注意事项有哪些？

5. 对一个新入院的住院患者，如何为患者实施健康教育？

6. 患者，女性，43 岁，专科文化，某行政单位干部，诉口干、多饮、疲乏无力、夜尿多两月余，近半月来口干、乏力明显加重，门诊空腹血糖明显增高，入院诊断：2 型糖尿病。

护理体检：体温 36.5℃、脉搏 76 次 /min、呼吸 20 次 /min、血压 140/80mmHg、身高 175cm、体重 80kg。精神欠佳，肥胖，足穿硬底皮鞋。

化验检查：空腹血糖 13.8mmol/L、餐后 2h 血糖 8.8mmol/L、糖化血红蛋白 7.8%。

入院阳性评估资料：足穿硬底皮鞋，表现为紧张、焦虑。

治疗：二甲双胍 0.5g，口服，Tid；格列本脲（优降糖）5mg，口服，qd。

护理诊断：焦虑　与身体健康受到威胁有关

　　　　　知识缺乏　缺乏糖尿病预防及治疗相关知识

利用所学健康教育程序的知识，按照健康教育的程序为患者实施健康教育。

第九章 护理与法律

PPT课件

知识导览

学习目标

1. **掌握** 医疗事故的分级,护理活动中的故意侵权行为与无意侵权行为,疏忽大意与渎职罪。
2. **熟悉** 护士在护理工作中涉及的法律问题及防范措施。
3. **了解** 护理立法的意义、护理相关法律法规的现状。

在实际护理工作中,由于服务对象的特殊性和复杂性,有时很难分辨行为或事件的合法与非法,国内外牵涉到护理人员的诉讼案例有不断上升的趋势。因此,掌握与护理工作密切相关的各种法律知识,可以帮助护士认识工作中常见的法律问题,在实践中遵循法律规范,避免法律纠纷,保持较高的专业水平和良好的执业质量。

第一节 护 理 立 法

随着我国法律制度的健全,人们的法治观念日益增强,护士角色和职能的扩展,护理工作范围的扩大,护士在工作中面对的法律问题日益增多。这就要求护士正确认识和及时发现工作中现存及潜在的法律问题,自觉守法、用法,规范行为,依法维护自己和患者的权益。

一、护理立法的历史与现状

护理立法源于 20 世纪初。1903 年美国北卡罗来纳、新泽西、纽约和弗吉尼亚 4 个州率先颁布了《护士执业法》。1919 年英国颁布了护理法。在有关国际组织的推动下,护理立法工作得到了快速进展。1947 年国际护士会发表了一系列有关护理立法的专著。1953 年 WHO 发表了第一份有关护理立法的研究报告。1968 年国际护士会成立了护理立法委员会,制定了第一个护理立法的纲领性文件《系统制定护理法规的参考指导大纲》,为各国护理立法中涉及的许多问题提供了指导。目前,世界上绝大部分国家都颁布了护理相关法律法规。

1982 年,我国卫生部发布《医院工作制度》和《医院工作人员职责》,规定了护理工作制度和各级、各类护士的职责。1993 年 3 月 26 日,卫生部颁发了《中华人民共和国护士管理办法》(以下简称《护士管理办法》),自 1994 年 1 月 1 日起实施。《护士管理办法》主要确立了护士执业资格考试和护士执业许可制度。2008 年 1 月 31 日,中华人民共和国国务院令第 517 号公布了《护士条例》,当年 5 月 12 日起施行。2002 年 4 月 4 日国务院令第 351 号公布了《医疗事故处理条例》,当年 9 月 1 日起实施。2002 年 7 月 31 日,卫生部颁发了《医疗事故技术鉴定暂行办法》《医疗事故分级标准(试行)》。2004 年 8 月 28 日,中华人民共和国第十届全国人民代表大会常务委员会第十一次会议修订通过《中华人民共和国传染病防治法》,当年 12 月 1 日起施行。2020 年 3 月 27

日,根据中华人民共和国国务院令第 726 号《国务院关于修改和废止部分行政法规的决定》对《护士条例》进行第一次修订。2021 年 1 月 1 日正式施行的《中华人民共和国民法典》中的医疗损害责任,解释了患者的权利、复印病历、如何书写护理病历、如何保留和提供证据、举证责任倒置等问题。这些关于护理工作的法律规定和相关法律条文对保证公民就医安全,保障护士执业权益具有重要意义。

二、护理立法的意义与基本原则

(一)护理立法的意义

1. 促进护理管理法治化　通过护理立法制定出一系列制度、标准、规范,将护理管理纳入规范化、标准化、现代化、法治化的轨道,使一切护理活动及行为均以法律为准绳,做到有法可依、违法必究,可有效保证护理工作的安全性和护理质量的提高。

2. 促进护理学科发展　护理立法可有效促进护理专业向专业化、科学化方向发展,为护理专业人才的培养和护理活动的开展制定法治化的规范和标准。

3. 维护护士的权益　护理立法使护理人员的地位、作用和职责范围有明确的法律依据。当他们在从事护理工作,履行自己的法定职责时能够受到法律保护,增强了护士的安全感。

4. 维护服务对象的正当权益　护理立法规定了护士的义务和责任,护士不得以任何借口拒绝护理或抢救患者。对不合格或违反护理准则的行为,服务对象有权依据法律条款追究当事人的法律责任,从而保护了服务对象的合法权益。

(二)护理立法的基本原则

1. 国家宪法是护理立法的最高原则　宪法是国家的根本大法,在法律方面有至高无上的权威,护理法的制定必须在国家宪法的总则下进行,不允许有任何与其相抵触之处。护理法规不能与国家已颁布的其他任何法律条款有任何冲突。

2. 符合本国护理专业的实际情况　护理法的制定,一方面要借鉴和吸收发达国家的护理立法经验,确定一些先进目标;另一方面,也要从本国的文化背景、经济水平和政治制度出发,兼顾全国不同地区护理教育和护理服务实际的发展水平,确立更加切实可行的条款。

3. 反映科学的现代护理观　护理学已发展为一门独立的学科。护理学从护理教育到护理服务,从护理道德到护理行为,从护理诊断到护理计划的实施、评价,均已形成较为完整的理论体系。只有经过正规培养且通过执业考试和注册的护理人员才有资格从事护理工作。护理法应能反映护理工作的专业性、技术性、安全性和公益性等特点,以增强护理人员的责任感,提高护理服务的合法度。

4. 条款显示法律特征　护理法与其他法律一样,应具有权威性、强制性的特征,故制定的条款措辞必须准确精辟、科学且通俗易懂。

5. 注意国际化趋势　世界科学、文化、经济的飞速发展势必导致法制上的共通,一国法律已不可能孤立地长期存在。制定护理法必须站在世界法制文明的高度,注意国际化趋势,使各条款尽量与国际上的要求相适应。

三、护理法的分类与内容

护理法是指国家、地方以及专业团体等颁布的有关护理教育和护理服务的一切法令、法规。从入学的护生到从事专科护理实践的护士,从在校培训到任职后的规范化培训、继续教育,从护理教育、医院护理到护理专业团体等均有涉及。

（一）护理法分类

1. 国家主管部门通过立法机构制定的法律法令。可以是国家卫生法的一个部分，也可以是根据国家卫生基本法制定的护理专业法。目前我国最高的护理法规是由国务院颁布的《护士条例》。

2. 根据卫生法，由政府或地方主管当局制定的规章制度及法规，包括各种与护理相关的法规条款，如由原卫生部颁布的《护士执业注册管理办法》。

3. 政府授权护理专业团体制定的标准、操作规范和护理实践的规定、章程、条例等。它清楚地表达了护士能做什么，不能做什么，各种操作应该如何去做，其规范要求是什么等。

除上述 3 类以外，如劳动法、教育法、职业安全法，乃至医院本身所制定的规章制度，对护理实践也具有重要影响。

（二）护理法的基本内容

1. 总纲部分　阐明护理法的法律地位、护理立法的基本目标、立法程序的规定，护理的定义、护理工作的宗旨与人类健康的关系及其社会价值等。

2. 护理教育部分　包括教育种类、教育宗旨、专业设置、编制标准、审批程序、注册和取消注册的标准和程序等，也包括对入学条件、学制、课程设置，乃至课时安排计划、考试程序及学校一整套科学评估的规定等。

3. 护士注册部分　包括有关注册种类、注册机构、本国或非本国护理人员申请注册的标准和程序，授予从事护理服务的资格或准予注册的标准等规定。

4. 护理服务部分　包括护理人员的分类命名，各类护理人员的职责范围、权利义务、管理系统、各项专业工作规范、各类护理人员应达标的专业能力以及护理服务的伦理学问题等，对违反规定的护理人员进行处理的程序和标准等。

第二节　护理相关法律法规

护理相关法律法规是由国家制定的，用以规范医疗护理活动及调整这些活动而产生的各种社会关系的法律规范。

一、护士执业注册中相关的法律法规

《中华人民共和国护士管理条例》简称《护士条例》中要求护士必须在取得护士执业证书，进行执业注册后，才能从事护理工作。医疗机构不得聘用未取得护士执业证书、未有效进行注册的护理人员从事护理工作。

1. 注册管理机构　国务院卫生主管部门负责全国护士执业注册监督管理工作。省、自治区、直辖市人民政府卫生行政部门是护士执业注册的主管部门，负责本行政区域的护士执业注册管理工作。

2. 护士执业注册的基本条件

（1）具有完全民事行为能力。完全民事行为能力人，包括 18 周岁以上的成年人和以自己的劳动收入为主要生活来源的 16 周岁以上的未成年人。

（2）在中等职业学校、高等学校完成教育和卫生主管部门规定的普通全日制 3 年以上的护理、助产专业课程学习，包括在教学、综合医院完成 8 个月以上护理临床实习，并取得相应学历证书。

（3）通过国务院卫生主管部门组织的全国护士执业资格考试。

（4）符合国务院卫生主管部门规定的健康标准：无精神病史，无色盲、色弱、双耳听力障碍，无影响履行护理职责的疾病、残疾或者功能障碍。

3. 护士执业注册申请与管理

（1）护士执业注册申请：护理执业者必须通过国家卫生主管部门统一执业考试，方可申请护士执业注册。护士经执业注册取得《护士执业证书》后，方可按照注册的执业地点从事护理工作。未经执业注册取得《护士执业证书》者，不得从事诊疗技术规范规定的护理活动。

（2）护士首次执业注册：护士首次执业注册应当自通过护士执业资格考试之日起3年内提出申请，提交申请人身份证明、学历证书及专业学习中的临床实习证明、全国护士执业资格考试成绩合格证明、申请人6个月内健康体检证明以及医疗卫生机构拟聘用的相关材料，接受审核。

卫生行政部门应当自受理申请之日起20个工作日内，对申请人提交的材料进行审核。审核合格的，准予注册，发给《护士执业证书》；对不符合规定条件的，不予注册，并书面说明理由。

《护士执业证书》上应当注明护士的姓名、性别、出生日期等个人信息及证书编号、注册日期和执业地点。执业注册有效期5年。

（3）护士延续执业注册：医疗卫生机构可以为本机构聘用的护士集体申请办理护士执业注册和延续注册。护士执业注册有效期届满需要继续执业的，应当在有效期届满前30日，向原注册部门申请延续注册。提交护士延续注册申请审核表、申请人的《护士执业证书》、健康体检证明。注册部门自受理延续注册申请之日起20日内进行审核。审核合格的，予以延续注册。

（4）护士变更执业注册：护士在其执业注册有效期内变更执业地点等注册项目，应当办理变更注册。但承担卫生行政部门交办或者批准的任务以及履行医疗卫生机构职责的护理活动，包括经医疗卫生机构批准的进修、学术交流等除外。护士变更执业注册也须提交护士变更注册申请审核表、申请人的《护士执业证书》。注册部门应当自受理之日起7个工作日内为其办理变更手续。护士变更注册后执业许可期限也为5年。

（5）护士重新执业注册：对注册有效期届满未延续注册的及受吊销《护士执业证书》处罚，自吊销之日起满2年的护理人员，需要重新进行执业注册。

（6）护士注销执业注册：注销护士执业注册的特定情形包括由于未申请延续护士执业注册、延续执业注册的申请未被批准而造成护士执业注册有效期届满未延续的；护士死亡或者因身体健康等原因丧失民事行为能力的；护士执业注册被依法撤销、撤回或者依法被吊销的。

（7）护士执业记录制度：建立护士执业记录是进行护士执业注册变更、延续的依据，卫生行政部门进行监督管理的反映，医疗卫生机构评价护士成绩、晋升职称、进行奖惩的基础材料。有护士执业良好记录和护士执业不良记录。

护理工作是医疗卫生工作的重要组成部分，护理工作的好坏与医疗安全和医疗质量息息相关。《护士条例》的颁布和实施有效地遏制了未经正规专业培训的人员从事护理工作，统一了全国护士上岗的基本资格，保证了临床用人的基本理论水平和基本技能。同时有利于卫生行政部门对护理队伍的统一管理，从而确保医疗护理质量和公民就医安全。

二、护士临床工作中相关的法律法规

（一）《中华人民共和国传染病防治法》

1. 立法目的和方针　制定本法目的是预防、控制和消除传染病的发生与流行，保障人体健康和公共卫生。国家对传染病防治实行预防为主的方针,防治结合、分类管理、依靠科学、依靠群众。

2. 本法规定的传染病　分为甲类2种、乙类28种和丙类11种。

甲类传染病是指:鼠疫、霍乱。

乙类传染病是指:猴痘、新型冠状病毒感染、传染性非典型肺炎、艾滋病、病毒性肝炎、脊髓灰质炎、人感染高致病性禽流感、人感染H7N9禽流感、麻疹、流行性出血热、狂犬病、流行性乙型脑炎、登革热、炭疽、细菌性和阿米巴性痢疾、肺结核、伤寒和副伤寒、流行性脑脊髓膜炎、百日咳、白喉、新生儿破伤风、猩红热、布鲁氏菌病、淋病、梅毒、钩端螺旋体病、血吸虫病、疟疾。

丙类传染病是指:流行性感冒(包括甲型H1N1流感)、流行性腮腺炎、风疹、急性出血性结膜炎、麻风病、流行性和地方性斑疹伤寒、黑热病、包虫病、丝虫病,除霍乱、细菌性和阿米巴性痢疾、伤寒和副伤寒以外的感染性腹泻病、手足口病。

上述规定以外的其他传染病,根据其暴发、流行情况和危害程度,需要列入乙类、丙类传染病的,由国务院卫生行政部门及时报告,经国务院批准后予以公布、实施。

3. 疫情报告、通报和公布　疾病预防控制机构、医疗机构和采供血机构及其执行职务的人员发现本法规定的传染病疫情或者发现其他传染病暴发、流行以及突发原因不明的传染病时,应当遵循疫情报告属地管理原则,按照国务院规定的或者国务院卫生行政部门规定的内容、程序、方式和时限报告。

报告时限:发现甲类传染病、按照甲类管理的乙类传染病(传染性非典型肺炎、炭疽中的肺炭疽等)、发现其他传染病和不明原因疾病暴发时,应于2h内报告。对其他乙类、丙类传染病患者、疑似患者和规定报告的传染病病原携带者在诊断后,应于24h报告。

军队医疗机构向社会公众提供医疗服务,发现前款规定的传染病疫情时,应当按照国务院卫生行政部门的规定报告。

当任何单位和个人发现传染病患者或者疑似传染病患者时,应当及时向附近的疾病预防控制机构或者医疗机构报告。

依照本法的规定负有传染病疫情报告职责的人民政府有关部门、疾病预防控制机构、医疗机构、采供血机构及其工作人员,不得隐瞒、谎报、缓报传染病疫情。

4. 疫情控制　医疗机构发现甲类传染病时,应当及时采取下列措施:对患者、病原携带者,予以隔离治疗,隔离期限根据医学检查结果确定;对疑似患者,确诊前在指定场所单独隔离治疗;对医疗机构内的患者、病原携带者、疑似患者的密切接触者,在指定场所进行医学观察和采取其他必要的预防措施;拒绝隔离治疗或者隔离期未满擅自脱离隔离治疗的,可以由公安机关协助医疗机构采取强制隔离治疗措施。

医疗机构发现乙类或者丙类传染病患者,应当根据病情采取必要的治疗和控制传播措施。医疗机构对本单位内被传染病病原体污染的场所、物品以及医疗废物,必须依照法律、法规的规定实施消毒和无害化处置。

对患甲类传染病、炭疽死亡的死者,应当将尸体立即进行卫生处理,就近火化。为了查找传染病病因,医疗机构在必要时可以按照国务院卫生行政部门的规定,对传染病或疑似传染病患者尸体进行解剖查验,并应当告知死者家属。

发现传染病疫情时,疾病预防控制机构和省级以上人民政府卫生行政部门指派的其他与传染病有关的专业技术机构,可以进入传染病疫点、疫区进行调查、采集样本、技术分析和检验。

（二）医疗事故处理条例

1. 医疗事故的概念   医疗事故是指医疗机构及其医务人员在医疗活动中,违反医疗卫生管理法律、行政法规、部门规章和诊疗护理规范、常规、过失造成患者人身损害的事故。"医疗事故"的构成至少包括以下几个方面的内容:

(1) 主体是医疗机构及其医务人员:"医务人员"是指依法取得执业资格的医疗卫生专业技术人员,如医生和护士等,即表明护士可能成为医疗事故的主体之一。

(2) 行为的违法性:从医疗实践看,最常用、最直接的是部门关于医疗机构、医疗行为管理的规章,诊疗护理规范、常规。它们指导具体的操作。在判断是否属于医疗事故时,这是很好的判断标准。

(3) 过失造成患者人身损害:包括两个含义,一是"过失"造成的,即是医务人员的过失行为,而不是有伤害患者的主观故意;二是对患者要有"人身损害"后果。

2. 医疗事故的分级   《医疗事故处理条例》第四条规定,根据对患者人身造成的损害程度,医疗事故分为四级:

(1) 一级医疗事故:造成患者死亡、重度残疾的。

(2) 二级医疗事故:造成患者中度残疾、器官组织损伤导致严重功能障碍的。

(3) 三级医疗事故:造成患者轻度残疾、器官组织损伤导致一般功能障碍的。

(4) 四级医疗事故:造成患者明显人身损害的其他后果的。

3. 不属于医疗事故的情形   《医疗事故处理条例》规定了不属于医疗事故的特殊情形:

(1) 在紧急情况下为抢救垂危患者生命而采取紧急医学措施造成不良后果的。

(2) 在医疗活动中由于患者病情异常或者患者体质特殊而发生医疗意外的。

(3) 在现有医学科学技术条件下,发生无法预料或者不能防范的不良后果的。

(4) 无过错输血感染造成不良后果的。

(5) 因患方原因延误诊疗导致不良后果的。

(6) 因不可抗力造成不良后果的。

4. 应提交的鉴定材料   医疗机构提交的医疗事故技术鉴定的材料其中有住院患者的住院志、体温单、医嘱单、化验单(检验报告)、医疗影像检查资料、特殊检查同意书、手术同意书、手术及麻醉记录单、病历资料、护理记录以及国务院卫生行政部门规定的其他病历资料(患者有权复印或者复制上述资料)。

另外,封存保留的输液、注射用物品和血液、药物等实物,或者依法具有检验资格的检验机构对这些物品、实物做出的检验报告。

5. 医疗事故的预防和处置   医疗机构有责任做好医疗事故的预防和处置。医疗机构及其医务人员在医疗活动中必须严格遵守法律法规和诊疗规范,恪守职业道德,并强调了病历在诊疗中的重要性与病历书写的时效性。

关于医疗事故的预案及报告制度,条例规定当医务人员在医疗活动中发生或发现医疗事故、可能引起医疗事故的医疗过失行为或者发生医疗事故争议时,应当立即逐级上报。当发生或发现医疗过失行为时,医疗机构及其医务人员应当立即采取有效措施,避免或减轻对患者身体健康的损害,防止损害扩大。

发生医疗事故的双方当事人协商解决医疗事故争议,须进行医疗事故技术鉴定的,应共同书面委托医疗机构所在地负责医疗事故技术鉴定工作的医学会进行医疗事故技术鉴定。医学会组织专家鉴定组,依照相应法律法规,运用医学科学原理和专业知识,独立进行医疗事故技术鉴定。

6. 医疗事故的法律责任   由于行为人违反卫生法律规范的性质和社会危害程度不同,护理违法行为可分为民事违法、刑事违法和行政违法3种。其所承担的法律责任也有所不同。

（1）民事责任：根据民法的规定，发生医疗事故的医疗机构和医护人员还须承担损害赔偿责任。

（2）刑事责任：对构成犯罪行为的医务人员依照刑法关于医疗事故罪的规定，依法追究刑事责任。

（3）行政责任：当医疗机构发生医疗事故时，由卫生行政部门根据医疗事故等级和情节，给予警告、责令限期停业整顿直至由原发证部门吊销执业许可证。对负有责任的医务人员依法给予行政处分或者纪律处分，对情节严重的吊销其执业证书。

知识链接

护 理 差 错

凡在护理工作中因责任心不强、粗心大意、不按规章制度办事或技术水平低而对患者产生直接或间接影响，但未造成严重不良后果的过失行为，称护理差错。凡影响治疗效果并给患者带来痛苦，以及延长住院时间的过失行为，称严重差错。

7. 医疗事故的技术鉴定　条例规定了医疗事故技术鉴定的法定机构是各级医学会。委托鉴定的途径有 3 种：医患双方共同委托、行政委托、司法委托。

根据医疗事故中医疗过失行为责任程度分为：

（1）完全责任：指医疗损害后果完全由医疗过失行为造成。

（2）主要责任：指医疗损害后果主要由医疗过失行为造成，其他因素起次要作用。

（3）次要责任：指医疗损害后果主要由其他因素造成，医疗过失行为起次要作用。

（4）轻微责任：指医疗损害后果绝大多数由其他因素造成，医疗过失行为起轻微作用。

（三）《中华人民共和国民法典》之医疗损害责任

1. 概念　医疗损害责任是指医疗机构及其医务人员在诊疗活动中使患者受到损害，依照法律规定应承担的赔偿责任。医疗损害责任的成立须具备以下几个方面内容：

（1）医疗机构及其医务人员实施了医疗行为。

（2）患者遭受非正常的损害后果。

（3）医疗机构及其医务人员有过错。

（4）错误的医疗行为与患者损害后果之间存在必然因果关系。

2. 归责原则

（1）过错责任：即患者在诊疗活动中受到损害，医疗机构或其医务人员有过错的，需要承担责任。

（2）过错推定责任：如果有隐匿或者拒绝提供与纠纷有关的病历资料，篡改或者违法销毁病历资料等情形的，实行过错推定的归责原则。

3. 义务

（1）医务人员有对患者说明的义务：医务人员在诊疗活动中应当向患者说明病情和医疗措施。需要实施手术、特殊检查、特殊治疗的，医务人员应当及时向患者说明医疗风险、替代医疗方案等情况，并取得其书面同意；不宜向患者说明的，应当向患者的近亲属说明，并取得其书面同意。因抢救生命垂危的患者等紧急情况，不能取得患者或者其近亲属意见的，经医疗机构负责人或者授权的负责人批准，可以立即实施相应的医疗措施。因医务人员未尽到对患者及其家属说明的义务，造成患者损害的，医疗机构应当承担赔偿责任。本法明确规定医务人员的"说明义务"和患者的"同意权"，体现了对患者自主决定权的尊重。

（2）医疗机构有对病历资料保管的义务：医疗机构及其医务人员应当按照规定填写并妥善

保管住院志、医嘱单、检验报告、手术及麻醉记录、病理资料、护理记录等病历资料。患者要求查阅、复制上述病历资料时,医疗机构应当提供。

(3) 医疗机构及其医务人员有不得实施不必要检查的义务:医疗机构及其医务人员不得违反诊疗规范实施不必要的检查。

(4) 医疗机构及其医务人员有为患者保密的义务:医疗机构及其医务人员应当对患者的隐私保密。泄露患者隐私或未经患者同意公开其病历资料,造成患者损害的,应当承担侵权责任。

4. 过错判断

(1) 患者有损害,因下列情形之一的,推定医疗机构有过错:违反法律、行政法规、规章以及其他有关诊疗规范的规定;隐匿或者拒绝提供与纠纷有关的病历资料;遗失、伪造、篡改或者违法销毁病历资料。

(2) 患者有损害,有下列情形之一的,医疗机构不承担赔偿责任:患者或其近亲属不配合医疗机构进行符合诊疗规范的诊疗;医务人员在抢救生命垂危的患者等紧急情况下已经尽到合理诊疗义务;限于当时的医疗水平难以诊疗。

(3) 以下情形属于侵犯患者隐私:第一,未经患者许可而允许学生观摩;第二,未经患者同意公开患者资料;第三,乘机窥探与病情无关的身体其他部位;第四,其他与诊疗无关故意探秘和泄露患者隐私。但如果患者患有传染病、职业病以及其他涉及公共利益和他人利益的疾病就不应当隐瞒。

(4) 其他情形:医务人员在诊疗活动中未尽到与当时的医疗水平相应的诊疗义务,造成患者损害的,医疗机构应当承担赔偿责任。因药品、消毒药剂、医疗器械的缺陷或输入不合格的血液造成患者损害的,患者可以向生产者、血液提供机构或医疗机构请求赔偿。

(四) 献血法

国家实行无偿献血制度。国家提倡 18 周岁至 55 周岁的健康公民自愿献血。为保障公民临床急救用血的需要,国家提倡并指导择期手术的患者自身储血,动员家庭、亲友、所在单位以及社会互助献血。

 思政元素

敬畏生命,无私奉献

自 1998 年 10 月 1 日实施《中华人民共和国献血法》以来,确立了无偿献血制度,我国逐渐从有偿献血、义务献血模式转变为自愿无偿献血模式。

2022 年 6 月 14 日,第 19 个世界献血者日。国家卫生健康委数据显示,全国无偿献血总量由 2012 年的 2 036 万单位增长至 2021 年的 2 855 万单位,涨幅达 40%;献血人次由 2012 年的 1 225 万增长至 2021 年的 1 674 万,涨幅达 37%。

无偿献血是无私奉献、救死扶伤的崇高行为,是我国血液事业发展的总方向。献血是爱心奉献的体现,能帮助患者解除病痛、抢救生命,其价值是无法用金钱衡量的。无偿献血的发展程度,是社会文明程度的重要标志之一。乐善好施是中华民族的传统美德,无偿献血是弘扬这种传统美德的生动体现,是人道主义精神的重要体现,是促进我国精神文明建设的有效载体。也是一种值得颂扬的利他性与公益性合二为一的社会行为,具有重大且深远的社会意义。

血站对献血者必须免费进行必要的健康检查;身体状况不符合献血条件的,血站应当向其说明情况,不得采集血液。献血者的身体健康条件由国务院卫生行政部门规定。我国规定,一次献血量 200ml,最多不得超过 400ml,两次采集间隔期不少于 6 个月。

为保证应急用血,医疗机构可以临时采集血液,但应当依照本法规定,确保采血、用血安全。

知识链接

献 血 须 知

1. 献血前的注意事项

(1) 学习献血知识,消除紧张情绪。

(2) 献血前 3d 不服药。

(3) 献血当天不宜吃肥肉、鱼、油条等高脂肪、高蛋白食物。

2. 献血后的注意事项

(1) 献血完毕,针眼处按压 5～10min。

(2) 穿刺部位 24h 内不被水浸润。

(3) 献血当天不从事体育比赛、通宵娱乐等活动。

(4) 饮食适中,勿过量。

(五)《艾滋病防治条例》

艾滋病防治工作坚持以预防、宣传教育为主的方针,采取行为干预和关怀救助等措施,实行综合防治。

任何单位和个人不得歧视人类免疫缺陷病毒感染者、艾滋病患者及其家属。人类免疫缺陷病毒感染者、艾滋病患者及其家属享有的婚姻、就业、就医、入学等合法权益受法律保护。

(六)《人体器官移植条例》

任何组织或者个人不得以任何形式买卖人体器官,不得从事与买卖人体器官有关的活动。

任何组织或者个人对违反本条例规定的行为,有权向卫生主管部门和其他有关部门举报;对卫生主管部门和其他有关部门未依法履行监督管理职责的行为,有权向本级人民政府、上级人民政府举报。接到举报的人民政府、卫生主管部门和其他有关部门对举报应当及时核实、处理,并将处理结果向举报人通报。

第三节　护理工作中常见的法律问题

在护理工作中,护理人员应熟悉国家的法律法规,明确护理工作中常见的法律问题,自觉遵纪守法,用法律来保护患者和自身的合法权益,提高护理质量。

一、护生的法律责任

护理工作必须由具备护士资格的人来承担,才能保障护理质量和公众的就医安全。而护生是正在学习的学生,尚未获得执业资格。从法律上讲,护生必须按照有关规定,在执业护士的严密监督和指导下为患者实施护理。护生在执业护士的督导下,发生差错事故,除本人要承担一定责任外,带教护士也应承担相应的法律责任。如果护生脱离带教护士的督导,擅自行事造成患者伤害,就要承担法律责任。所以带教护士应严格带教,护生应虚心学习、勤学苦练,防止发生差错或事故。护生进入临床实习前,应明确自己法定的职责范围,严格遵守操作规程。

二、护士的法律责任

（一）执行医嘱的法律问题

医嘱是医生根据患者病情的需要，拟定的书面嘱咐，由医护人员共同执行。根据《护士条例》，护士应该正确执行医嘱，观察患者的身心状态，对患者进行科学的护理。护士在执行医嘱时应注意以下几点：

1. 认真、仔细地查对医嘱，确认无误后及时、准确地执行。不可随意篡改或无故不执行医嘱。

2. 护士如发现医嘱有明显错误，有权拒绝执行，并向医生提出；若明知该医嘱可能给患者造成损害，酿成严重后果，仍照样执行，护士将与医生共同承担所引起的法律责任。

3. 当患者或家属对医嘱提出疑问时，护士应立即核对医嘱的准确性，再决定是否执行。并向患者或家属做出适当地解释。

4. 当患者病情发生变化时，应及时通知医生，并根据自己的知识和经验与医生协商，确定是否继续执行、暂停或修改医嘱。

5. 护士应谨慎对待口头医嘱，一般情况下不执行口头医嘱。在抢救、手术等特殊情况下，必须执行口头医嘱时，护士应向主管医生复诵一遍口头医嘱的内容，双方确认无误后方可执行。在执行完口头医嘱后，应及时记录医嘱的时间、内容、患者当时的情况等，并督促医生及时补写书面医嘱。

（二）护理文件书写中的法律问题

护理文件既是医生观察诊疗效果、调整治疗方案的重要依据，也是检查、衡量护理质量的重要资料，是病历的重要组成部分。为了避免护理文件中的法律问题，护士应注意以下几点：

1. 书写客观、准确、及时　护理文件所记录的内容必须真实、准确，反映患者的客观事实，不能凭空捏造或主观臆断。根据医院工作制度的精神，如果护理文件书写中出现笔误或其他正当理由造成的错误记录时，应当保证原记录清楚、可辨认的前提下进行修改。修改时注明时间并签名，以示负责。但当发生医疗事故争议后，不得修改。因抢救急危重症患者，未能及时书写病历的，有关医务人员应当在抢救结束后6h内据实补记，并加以注明。不认真记录、漏记和错记等都可能导致误诊、误治，引起医疗纠纷。

2. 签名清楚、认真　当执业护士执行完医嘱后应清楚、认真地在相应护理文件书上签全名。若为见习、实习护士，应在老师指导下完成某项操作后签字，同时带教老师应在其签字后再签上自己的姓名，以示负责。

3. 记录完整　在记录护理文件的过程中，应逐页逐项填写，每项记录前后按规定不留空白，以防添加。且不得丢失、随意拆散以及损坏。保证医护人员可通过护理文件全面、及时、动态地了解患者的情况，同时避免在医疗纠纷或事故处理中无相应证据，承担举证不能的责任。

（三）药品管理中的法律问题

病房药品应有严格的管理制度，特别是麻醉药品（主要指哌替啶、吗啡等阿片类镇痛药）。麻醉药品临床上限用于晚期癌症或术后镇痛等。麻醉药品应由专人负责保管。护士若利用自己的权力将这些药品提供给一些不法人员倒卖或吸毒者自用，这在行为事实上已构成参与贩毒、吸毒罪。因此，医院应严格贯彻执行药品管理制度，并经常向有条件接触这类药品的护理人员进行法律教育。

因为工作的需要，护理人员还负责保管、使用各种贵重药品、医疗用品和办公用品等。不允许利用职务之便，将这些物品占为己用。情节严重者，可被起诉犯盗窃公共财产罪。

三、护理工作中违法行为的法律限定

作为专业护士,要为患者的健康和生命负责,因此掌握护理工作中有关法律界定方面的知识,通过合理的判断和决定来保证安全地护理。

(一)侵权行为与犯罪

在医院里,护理人员与患者的接触比其他医务人员更为密切,在护理活动中应注意防止侵权行为与犯罪的发生。侵权行为一般是指对人身权利不应有的侵犯;犯罪则是指一切触犯国家刑法的行为。前者可通过民事方式(如调解、赔礼、赔物乃至赔款等)来解决,后者则必然会被起诉而依法受到惩处。有时在同一护理活动中,侵权行为可与犯罪同时发生。侵权行为可不构成犯罪,但犯罪必定包含被害者基本合法权益的严重侵犯。分清犯罪与侵权行为的关键是对护理行为、目的和后果的正确鉴定。

1. 侵犯患者的生命健康权 生命权是指自然人维持生命和保护生命安全利益的权利。健康权是指自然人为保持生理功能正常和生理功能完善发挥的人格权利。《中华人民共和国宪法》《中华人民共和国刑法》《中华人民共和国民法典》都规定了公民享有生命健康权。其中生命权是人权中的首位权利。作为护理人员,应充分尊重护理对象的生命健康权。例如患者有恢复健康、促进健康的权利。当他主诉病情时,护士没有认真听,引起患者的不满,这就是侵犯了患者的生命健康权;如果因为没有认真听而延误了抢救时机,引起死亡,可能构成犯罪,应依法受到惩处。护理人员应不断增强法律意识,尊重患者、爱护患者、尽职尽责,保护患者的生命健康。

2. 侵犯患者的隐私权 《中华人民共和国护士管理办法》第24条明确规定:护士在执业中得悉就医者的隐私,不得泄露,但法律另有规定的除外。尊重患者的个人隐私应当成为护理人员秉持的一条原则。因治疗和护理的需要,患者将一些个人隐私如婚姻、恋爱、性生活等告知医护人员,如果护士在不适宜的场合谈论患者的隐私,其言行则侵犯了患者的隐私权、保密权;若随意议论患者的隐私,造成扩散而导致患者自杀身亡,就构成犯罪。因此,作为护理工作者,应多为患者考虑,把尊重患者隐私当成一种常态,养成尊重患者隐私的良好习惯,只有这样,患者的隐私权才能得到尊重,也只有这样,才能真正建立一种良好的平等的护患关系。

3. 侵犯患者的名誉权 名誉权是指公民对自己在社会生活中所获得的社会评价应当受到保护的权利。护理实践有其特殊性,非法宣扬患者隐私是侵犯患者名誉权的行为。对侵害名誉权的,侵权者要承担相应的民事责任。按《民法典》相关规定,名誉权受到侵犯,当事人有权要求停止侵害、恢复名誉、消除影响、赔礼道歉,并可以要求赔偿损失。

4. 侵犯患者的知情同意权 《医疗事故处理条例》第11条规定:"在医疗活动中,医疗机构及其医务人员应当将患者的病情、医疗措施、医疗风险等如实告知患者,及时解答其咨询。"可见,向患者告知是医疗机构和医务人员的法定义务。在就医过程中,患者十分重视这一权益。他们对自己的病情、检查、用药、治疗等都希望了解得一清二楚。一旦发现有未经同意采取的措施时,就会投诉而引发纠纷。为保护患者的知情权,医疗机构和医务人员就负有向患者告知的义务。

5. 侵犯患者的自由选择权 患者有权决定自己的手术及各种特殊诊疗、护理手段,未经患者及其家属的理解和同意,医务人员不得私自进行。否则侵犯了患者的自由选择权。

6. 侵犯患者的肖像权 《民法典》规定:"自然人享有肖像权,有权依法制作、使用、公开或者许可他人使用自己的肖像。"侵犯肖像权的行为,体现在没有法律根据,又未征得本人同意,擅自制作或者使用他人肖像的行为。《民法典》规定:"未经肖像权人同意,不得制作、使用、公开肖像权人的肖像,但是法律另有规定的除外。"

（二）疏忽大意与渎职

疏忽大意是工作责任心不强的表现。严重的疏忽大意，造成了较为严重的后果是渎职。渎职要追究法律责任，虽然一般的疏忽大意大都不予追究法律责任，但如果造成了严重的后果或极大的不良影响时，同样要追究其法律责任。

疏忽大意是指不专心致志地履行职责，因一时粗心或遗忘而造成客观上的过失行为。就护理而言，"过失"可导致两种后果：

1. 疏忽大意的错误损害了服务对象的某些心理满足、生活利益或恢复健康的进程，但并未造成法律上的损害。

2. 因失职而致残、致死。

上述第一种构成侵权行为；第二种造成严重的后果，要追究其法律责任。因此，判定疏忽大意仅为失职过错还是渎职，要看被告（护理人员）是否已造成对原告（服务对象）不可挽回的损害。

例如某护士在工作中不负责任，误将 A 患者的青霉素药物用在 B 患者身上，如果 B 患者不对青霉素过敏，此属疏忽大意造成的差错；但如果 B 患者对青霉素产生过敏性休克而导致死亡，则须追究该护士的法律责任。

案例分析

案例：患儿，男性，7 岁，因麻痹性肠梗阻入院。住院后给予输液、插胃管治疗。医嘱："见尿后，10% 氯化钾 10ml 推入管内。"值班护士将此医嘱抄在纸条上，交给实习护生，嘱其见患儿有尿后即执行医嘱。半小时后，实习护生发现患儿排尿后，将 10% 氯化钾 10ml 推入输液管内，结果患儿出现心跳骤停，经多方抢救无效，患儿死亡。

讨论与思考：患儿死于心跳骤停是如何造成的？护士的行为是否构成违法？合理的处理方法是什么？

分析：从医嘱来说，医生本意是将氯化钾推入胃管内，但医嘱写得不明确。另外，作为一名合格的护士应该掌握禁忌静脉推注氯化钾的专业知识。护士在执行医嘱时若能做到工作认真负责，就会提出问题和堵住医嘱不明确的漏洞。然而，带教护士工作不负责任，不仅机械执行医嘱，而且将医嘱抄在纸条上交给实习护生，由其单独执行，并未很好交代，致使实习护生执行医嘱错误，应负主要责任。实习护生缺乏科学作风，遇事不思考，而直接将氯化钾从输液管内推入，以致造成无可挽回的后果，应为直接责任者。此为一级医疗责任事故。

（三）收礼与受贿

救死扶伤是护士的神圣职责，护士不得借工作之便谋取额外报酬。但患者康复后，出于感激的心理而自愿向护士馈赠少量纪念性礼品，原则上不属于贿赂，如果护士主动向患者及其家属索要钱款、物品等，则是犯了索贿、受贿罪。

（四）护理行为的两重性

通常人们认为护理行为是有益无害的，实际并非如此。辩证的观点认为任何一种护理行为都具有两重性，即有益性和有害性。如加压输液、输血，对失血性休克患者抢救是有益的，但在加压时，护士离开患者致使患者发生空气栓塞而死亡则是有害的；输液对患者有很多益处，若输液前护士未进行三查七对，患者输入有霉菌的液体，引起严重的感染，后果可想而知。因此，每一项护理行为都要遵循操作常规，遵守三查七对、交接班等护理制度，尽可能避免差错事故的发生。

四、护理工作中法律纠纷的防范

（一）加强法治观念

临床护理工作中，护士必须加强相关法律法规的学习，认识到护理行为时刻都受到法律的约束，凡是损害患者合法权益的，都要承担相应的法律责任。

（二）规范护理行为

1. 护理质量标准 护士在工作中应严格执行专业团体及工作单位的护理操作规程及质量标准要求并不断学习，以最新的护理操作规程及质量标准，保证患者安全，防止法律纠纷的发生。

2. 充分尊重患者 护士应尊重患者的人格、尊严、信仰及价值观等，坦诚沟通、换位思考，取得患者的理解与支持，减少法律纠纷的产生。

3. 促进信息沟通 护士须经常与患者及其家属、医生、其他护士及有关医务人员沟通，在交流过程中及时澄清一些模糊不清的问题，反馈必要的信息，掌握治疗、护理方案的变化，减少法律纠纷的产生。

4. 做好护理记录 护理记录是处理法律纠纷的重要佐证。及时、准确和翔实的护理记录，不仅是对患者负责，也为护士用确凿的证据为自己辩解提供有力的支持，同时在法律纠纷发生时还是重要的依据。

（三）参加职业保险

职业保险是指专业从业者定期向保险公司缴纳少量的保险费，在职业保险范围内一旦突然发生事故时，由保险公司向受害者支付相应的赔偿。如果护士参加职业保险，保险公司在规定的范围内为护士提供法定代理人，在败诉后代护士向受害人支付赔偿金，减轻护士的经济损失。职业保险是护士保护自己从业及切身利益的重要措施之一，虽然它不能完全消除护士在护理纠纷或事故中的责任，但在一定程度上帮助护士减轻了因事故发生对护士造成的负担。

附9-1 医疗机构从业人员行为规范（节选）

（卫办发〔2012〕45号）

第一章 总 则

第一条 为规范医疗机构从业人员行为，根据医疗卫生有关法律法规、规章制度，结合医疗机构实际，制定本规范。

第二条 本规范适用于各级各类医疗机构内所有从业人员，包括：

（一）管理人员。指在医疗机构及其内设备部门、科室从事计划、组织、协调、控制、决策等管理工作的人员。

（二）医师。指依法取得执业医师、执业助理医师资格，经注册在医疗机构从事医疗、预防、保健等工作的人员。

（三）护士。指经执业注册取得护士执业证书，依法在医疗机构从事护理工作的人员。

（四）药学技术人员。指依法经过资格认定，在医疗机构从事药学工作的药师及技术人员。

（五）医技人员。指医疗机构内除医师、护士、药学技术人员之外从事其他技术服务的卫生专业技术人员。

（六）其他人员。指除以上五类人员外，在医疗机构从业的其他人员，主要包括物资、总务、设备、科研、教学、信息、统计、财务、基本建设、后勤等部门工作人员。

第三条 医疗机构从业人员，既要遵守本文件所列基本行为规范，又要遵守与职业相对应的分类行为规范。

第二章 医疗机构从业人员基本行为规范

第四条 以人为本，践行宗旨。坚持救死扶伤、防病治病的宗旨，发扬大医精诚理念和人道主义精神，以病人为中心，全心全意为人民健康服务。

第五条 遵纪守法，依法执业。自觉遵守国家法律法规，遵守医疗卫生行业规章和纪律，严格执行所在医疗机构各项制度规定。

第六条 尊重患者，关爱生命。遵守医学伦理道德，尊重患者的知情同意权和隐私权，为患者保守医疗秘密和健康隐私，维护患者合法权益；尊重患者被救治的权利，不因种族、宗教、地域、贫富、地位、残疾、疾病等歧视患者。

第七条 优质服务，医患和谐。言语文明，举止端庄，认真践行医疗服务承诺，加强与患者的交流与沟通，积极带头控烟，自觉维护行业形象。

第八条 廉洁自律，恪守医德。弘扬高尚医德，严格自律，不索取和非法收受患者财物，不利用执业之便谋取不正当利益；不收受医疗器械、药品、试剂等生产、经营企业或人员以各种名义、形式给予的回扣、提成，不参加其安排、组织或支付费用的营业性娱乐活动；不骗取、套取基本医疗保障资金或为他人骗取、套取提供便利；不违规参与医疗广告宣传和药品医疗器械促销，不倒卖号源。

第九条 严谨求实，精益求精。热爱学习，钻研业务，努力提高专业素养，诚实守信，抵制学术不端行为。

第十条 爱岗敬业，团结协作。忠诚职业，尽职尽责，正确处理同行同事间关系，互相尊重，互相配合，和谐共事。

第十一条 乐于奉献，热心公益。积极参加上级安排的指令性医疗任务和社会公益性的扶贫、义诊、助残、支农、援外等活动，主动开展公众健康教育。

第五章 护士行为规范

第二十八条 不断更新知识，提高专业技术能力和综合素质，尊重关心爱护患者，保护患者的隐私，注重沟通，体现人文关怀，维护患者的健康权益。

第二十九条 严格落实各项规章制度，正确执行临床护理实践和护理技术规范，全面履行医学照顾、病情观察、协助诊疗、心理支持、健康教育和康复指导等护理职责，为患者提供安全优质的护理服务。

第三十条 工作严谨、慎独，对执业行为负责。发现患者病情危急，应立即通知医师；在紧急情况下为抢救垂危患者生命，应及时实施必要的紧急救护。

第三十一条 严格执行医嘱，发现医嘱违反法律、法规、规章或者临床诊疗技术规范，应及时与医师沟通或按规定报告。

第三十二条 按照要求及时准确、完整规范书写病历，认真管理，不伪造、隐匿或违规涂改、销毁病历。

附9-2 护士守则
[中华护理学会（2008年）]

第一条 护士应当奉行救死扶伤的人道主义精神，履行保护生命，减轻痛苦，增进健康的专业职责。

第二条 护士应当对患者一视同仁，尊重患者，维护患者的健康权益。

第三条 护士应当为患者提供医学照顾，协助完成诊疗计划，开展健康教育，提供心理支持。

第四条　护士应当履行岗位职责,工作严谨、慎独,对个人的护理判断及职业行为负责。

第五条　护士应当关心、爱护患者,保护患者的隐私。

第六条　护士发现患者的生命安全受到威胁时,应当积极采取保护措施。

第七条　护士应当积极参与公共卫生和健康促进活动,参与突发事件时的医疗救护。

第八条　护士应当加强学习,提高执业能力,适应医学科学和护理专业的发展。

第九条　护士应当积极加入护理专业团体,参与促进护理专业发展的活动。

第十条　护士应当与其他医务工作者建立良好关系。密切配合,团结协作。

(曾晓英)

? 复习思考题

1. 什么是法律意义上的护士?怎样才能成为法律意义上的护士?

2. 如何区分疏忽大意与渎职罪?

3. 《医疗事故处理条例》规定,医疗事故如何分级?

4. 护生应如何遵守《护士条例》?

5. 患者,男性,66岁,因患大叶性肺炎收入内科三病室7床。住院后,经抗感染、对症治疗等,病情明显好转。于住院第5天下午3时,某护士做治疗时,未进行三查七对,误将同病房6床的青霉素80万单位给7床患者肌内注射。推药约1ml时,发现自己打错针,立即停止注射。该护士既未向值班医师汇报,又没采取补救措施,接着到隔壁病房给别的患者做治疗。3~4min后,7床家属反映患者心前区不适、发绀、呼吸困难,该护士立即请来医师抢救。经多方抢救无效,患者于下午4时死亡。请对此案例进行分析。

ER-9-3

扫一扫,测一测

第十章 护理科学思维与决策

1. **掌握** 护理评判性思维、循证思维和临床护理决策的概念,临床护理决策的类型和步骤。
2. **熟悉** 护理评判性思维的特点、构成、层次和应用。
3. **了解** 护理循证思维的基本要素和循证护理的实践步骤。

护理人员在临床护理实践中,需要分析和判断患者的具体情况,以便能够做出最佳的临床护理决策。评判性思维和循证思维等科学思维在护理实践中的应用,既促进了护理决策的科学性,也保证了护理实践的安全性,对有效提高护理服务质量和节约卫生资源具有重要的临床意义。

第一节 护理科学思维

科学思维(scientific thinking)是人类智力系统的核心,是人类在学习、认知和实践活动中所表现出来的理解、比较、分析、综合、概括、抽象、归纳、演绎等组成的综合思维,是对以往认识过程和规律的总结。护理科学思维能够帮助护理人员应对各种复杂的问题,提高护理对象的健康水平,促进护理专业向科学化方向发展。

一、护理评判性思维

(一)相关概念

1. 评判性思维 评判性思维是20世纪30年代德国法兰克福学派创立的一种批判理论。80年代初,开始作为一种新的思维方式被引入护理领域。评判性思维(critical thinking),又称批判性思维,是指个体在复杂的情境中,能灵活地应用已有知识和经验,在反思的基础上加以分析、推理,做出合理的判断,对问题的解决方法进行正确的选择和取舍。

2. 护理评判性思维 护理评判性思维(critical thinking in nursing)是对护理现象或问题进行有目的、有意义、自我调控性的判断、反思和推理的过程,其核心目的是做出合理的决策,有效解决护理问题。

(二)护理评判性思维的特点

1. 主动探究 在护理实践中,护理人员须对外界信息、他人观点或"权威"说法进行积极的思考,主动运用已有的知识、经验和技能,做出合理的分析与判断。

2. 独立思考 在护理实践中,护理人员需要进行独立的思考,不断提出问题和解决问题,在广泛收集、甄别证据的基础上，做出独立、客观的判断与决策。

3. 反思推理　反思和推理是评判性思维的实质过程。护理人员在面对具体的临床情境时，对问题进行鉴别思考、对假说进行验证、对决策进行选择时，都必须进行精确、有效地反思和推理。

4. 审慎开放　护理人员在运用评判性思维思考和解决问题时，应审慎收集资料，理性思考，并愿意听取不同的意见和建议，做出正确、合理的结论。

5. 创新变革　护理评判性思维是通过整合已有的概念、规律和原则，使思维进一步明晰化，促进认识和实践的发展，进而产生创造性的想法和见解，推动护理新理论、新知识、新技术和新材料的变革与发展。

（三）护理评判性思维的构成

1. 专业知识因素　指在进行护理评判性思维过程中所涉及的专业知识和经验，是构成护理评判性思维的基础。护士在实践中思考护理对象的健康问题时，其评判性思维能力受知识深度和广度的影响，专业知识基础越广和越深，越能准确地识别患者的健康需要，做出合理的临床推理与决策。

2. 认知技能因素　认知技能能够帮助护士在进行评判性思维过程中综合运用知识和经验，做出符合情境的判断，是构成护理评判性思维的核心。美国哲学学会提出，评判性思维由解释、分析、评估、推论、说明和自我调控 6 个方面的核心认知技能及相对应的亚技能组成。

3. 情感态度因素　指护士在思维过程中应具备的心理准备状态、意愿和倾向，是在护理实践中进行评判性思维的动力。护士运用评判性思维处理问题时，需要具有自信、公平、正直、独立思考、责任心、执着、谦虚等的态度倾向，还要具有好奇心和创造性，有冒险的精神和勇气，善于尝试新的思路与方法来解决问题。

（四）护理评判性思维的层次

护理评判性思维的发展从低到高包括 3 个层次：基础层次、复杂层次和尽职层次。个体所处的评判性思维层次不同与其解决临床护理实践问题的能力水平有关，护士应努力促进自身的评判性思维能力向高层次逐步发展。

1. 基础层次　此层次的思维是建立在一系列规则和原则基础上的具体思维。处于该层次的护士，坚信所有问题只有一个正确答案，他们会严格按照操作规范和操作步骤对患者进行护理，不会根据患者的个体需要进行灵活调整。此期是推理能力发展的早期阶段，反映了护士缺乏足够的评判性思维经验，可通过接受专家的不同观点和价值观指导来提高评判性思维能力，促进评判性思维能力向更高层次发展。

2. 复杂层次　处于该层次的护士开始摆脱权威、敢于质疑，他们对问题会依据具体的情况进行独立分析并验证选择的方案。在这个思维层次上，护士的主动性增强，思维变得越来越有创新性。护士已经认识到，问题会有不同的解决方法，每种方法都各有利弊，而且方法之间可能会相互冲突。因此，在做出最终决策前必须仔细权衡。在面临复杂情况时，护士会善于突破标准规程和政策的束缚进行思考，学会采用不同的方法解决同一问题。

3. 尽职层次　达到此层次的护士开始以护理专业理念为指导，以维护患者利益为基础进行专业护理决策，并对决策承担专业责任。他们不仅会对问题引出的各种复杂备择方案进行思考，还会根据备择方案的可行性选择恰当的护理行为方式，并以专业要求的原则执行方案。

护理评判性思维能力的测量

正确评价护士的评判性思维能力有助于促进其护理评判性能力的发展。目前常用的护理评判性思维能力测量工具主要包括加利福尼亚评判性思维技能测试量表、加利福尼亚评判性思维倾向性测量表、Watson-Glaser 评判性思维评价量表、Cornell 评判性思维测试、医学科学推理测验、Ennis-Weir 评判性思维短文测试、基于表现的评判性思维测评、香港理工大学彭美慈等修订的中文版评判性思维能力测量量表等。加利福尼亚评判性思维技能测试量表和加利福尼亚评判性思维倾向性测量表分别测量评判性思维能力的认知技能和情感倾向,是目前应用最为广泛的量表。彭美慈等修订的中文版评判性思维能力测量量表是目前国内应用最广泛的评判性思维能力测评量表。

(五)护理评判性思维在临床实践中的应用

在临床实践中运用护理评判性思维可以帮助护士进行有效决策,为患者提供高质量的护理服务。

1. 评判性运用其他领域的知识   现代护理模式要求护士采用整体的观点处理护理对象的健康问题。因此,护士除了学习护理专业知识,还必须学习生物科学、社会科学以及人文科学知识,并且评判性地运用其他学科领域的相关知识,从整体上分析护理对象的健康问题,从而实施有效的护理干预。

2. 正确处理应激情境下的各种变化   临床实践对护士而言是一个快速变化的工作环境,如患者病情、治疗方案、用药调整、辅助电子设备和技术等的不断变化。因此,护士在这些应激性情境中正确处理各种变化,就需要运用评判性思维,识别重要的线索,迅速做出反应,调整干预措施以解决护理对象的健康问题。

3. 及时、有效地做出合理的临床决策   在临床工作中,护士面对的是具有不同经历、行为、社会观点、价值观以及不同症状和体征的患者。同时,患者的情况可能随时会发生改变,这就增加了临床决策的复杂性。因此,护士必须运用评判性思维收集和分析患者资料,正确识别患者的健康问题,运用相关学科知识,提出解决问题的方法。

勇于探索、开拓创新

随着社会的进步、医学模式的转变以及护理学科的发展,护理工作的范畴和内涵不断拓展,需要护理人员运用创新思维,提高工作效率,帮助患者解决健康问题。国际护士会提出,护理创新是依据科学的方法,把日常工作的经验、感悟和技术转化为能够提高护理水平、体现护理价值、提高服务对象生活质量的新的产品、流程、方法、服务和理念。

近年来,护理人员通过对理念、技术、工具等领域的探索和创新,指导临床实践,有效提升了对患者照护的品质。为调动护理工作者的积极性和自主创新精神,中华护理学会自2016年起设立中华护理学会创新发明奖,以表彰为护理事业的创新发明做出突出贡献的护理工作者,并将其列为中华护理学会科技奖子奖项。

二、循 证 思 维

(一)循证思维的概念

循证思维(evidence-based thinking)是一种以问题为先导,通过科学、审慎的循证过程,获得最佳研究证据,并将证据用于决策的思维模式。在护理实践中,循证思维体现为护理人员在计划护理活动的过程中,审慎、明确和理智地将当前所能获得的最佳研究证据与其临床经验以及患者的意愿相结合,在某一特定领域做出符合患者需求的临床护理决策的过程。

(二)护理循证思维的基本要素

1. 护士的专业判断　护士是实施循证护理的主体。专业判断指护士对临床问题的专业敏感性及应用其丰富的专业知识和临床经验、娴熟的临床技能做出专业决策。在临床实践中,护士应准确掌握患者的相关资料,充分利用自己的临床知识和经验,熟练运用临床技能,敏锐地发现护理问题,并将文献中的证据与临床实际问题有机地结合在一起,有效地解决患者的问题。

2. 患者的需求、意愿　患者的需求和意愿是护理决策的关键因素。患者有寻求护理帮助的愿望,但是由于每个患者的病情、生物学特征、生活背景和价值观各不相同,其需求程度和表达方式存在较大的差异。因此,护理人员在进行护理决策时应运用循证思维的方法分析患者的个体需求,做出最佳护理决策。

3. 最佳证据　最佳证据是循证护理的核心。最佳证据指来自设计严谨、具有临床意义的研究结论。不是所有的研究结论都可以成为证据,循证护理需要的是经过严格界定和筛选获得的最新、最佳证据。因此,护士必须采用适当的文献质量评价标准,严格评价证据的可行性、适宜性、临床意义和有效性。

4. 应用证据的情境　临床情境不同,证据的可行性与有效性则可能不同。因此,证据的应用必须强调具体的情境,在某一特定情境获得明显效果的研究结论并不一定适用所有的临床情境,这与该情境的资源分布情况、医院条件、文化习俗和信仰等均有密切的关系。

在循证护理实践中,护理人员必须将上述 4 个基本要素有机结合起来,在具体的临床情境下,使用当前最新、最佳的证据,结合患者自身的需求,运用个人的专业技能和经验,做出最佳临床决策,为患者提供最佳的护理服务。

(三)护理循证思维实践的意义

1. 提高临床护理实践的科学性和有效性　循证思维指导下的护理实践可将某一特定干预方法的现有研究证据引入临床实践,在促进科研成果转化、应用和推广的同时,提高了临床护理实践的科学性。同时,循证护理实践的各个环节与持续护理质量提高的过程密切相关,使护理活动能够改善或维持患者的健康水平,并最大限度地利用现有卫生资源,从而促进护理质量的提高,保证护理实践的有效性。

2. 促进护理工作方法的改进和护理学科的发展　循证思维是一种指导护理决策的先进观念和临床思维方式,强调护理人员在做出临床决策时,应遵循来自研究结论的、有效的科学证据,并且要将科学研究证据与护理人员的临床实践经验及患者的需求相结合,转化为临床证据,提供最佳的健康服务。这种方式改变了护理人员凭借直觉或经验开展护理实践活动的习惯与行为,促进了其思维方式和工作方法的转变,推动了护理学科的发展。

3. 有效利用卫生资源　在循证思维指导下的护理实践将科学与技术结合起来,为成本 - 效益核算提供依据。循证护理实践可充分利用现有的研究资源,避免重复研究,减少不必要的卫生资源浪费,同时加速了新知识和新技术的应用,更好地满足了人们的卫生保健需求。

循证护理的发展

循证护理是20世纪90年代伴随循证医学而产生的新的护理模式,是循证医学的重要分支。1996年,英国约克(York)大学成立了全球第一个循证护理中心,首次提出了循证护理实践的概念。同年,澳大利亚Joanna Briggs循证卫生保健国际合作中心成立,致力于促进循证实践在全球护理及相关学科的推广,是目前全球最大的循证护理协作网。1997年,我国香港大学护理学院成立了亚洲第一个循证护理分中心。随后,上海复旦大学护理学院、台湾阳明大学护理学院、北京大学护理学院先后设立了循证护理分中心。这些分中心致力于运用循证实践的观念开展临床护理、护理研究和护理教育,推动循证护理的开展。

(四)循证护理的实践步骤

循证思维在护理实践中的具体应用即循证护理。循证护理的实践过程是发现问题—寻找证据—解决问题的过程,主要包括以下步骤:

1. 明确问题　循证问题主要来源于临床实践,比如临床应用过程中存在较大争议的问题,现有的多种护理措施如何选择的问题,患者所关心的如何避免疾病复发的问题等。在进行文献检索之前,应将问题具体化、结构化。

2. 检索文献　收集研究证据是循证护理实践不可缺少的重要组成部分,其目的是通过系统的文献检索,为循证护理实践获取最佳证据奠定坚实的基础。因此,在确定临床问题后,应根据问题进行相关文献检索,尤其可以检索针对这个临床问题的系统综述和实践指南。

3. 评价和汇总证据　检索到的原始文献是进行系统评价的基础,对于所有检索到的原始研究证据,需要对证据的真实性、可行性、适宜性、临床意义和有效性进行严格评价,以辨别出质量好的研究和质量差的研究。质量差的研究不能作为可靠证据可以弃之不用,质量好的研究或者质量证据尚难定论的研究,可以通过系统评价,得出可靠的评价结论,并最终用以指导临床护理决策。

4. 传播证据　通过各种途径和媒介,例如开展培训、组织讲座、发表论文、散发材料、利用网络等形式,将所获得的证据传递到护理系统、护理管理者和护理实践者中。

5. 应用证据　引入证据时,首先应进行情景分析,了解证据与实践之间的差距。然后将所获得的最佳证据与护理人员的专业技能和经验、患者的需求和意愿相结合,应用于临床实际问题,指导临床决策。在应用最佳证据时,还要考虑具体情况,对不同的患者、不同的医疗条件,要采用个体化的、针对性的护理措施。一个最佳证据不一定适用于所有患者,同一个患者在不同情况下也可能会有多个不同的最佳证据。只有具体情况具体分析,才能使最佳决策得以顺利实施。

6. 评价证据应用效果　循证护理是一个动态发展的过程,在应用证据时,应动态监测证据应用的实施过程和评价证据应用后的效果。评审包括对患者的直接效果评价,如干预后患者疾病是否好转、并发症发生率有无下降、生活质量是否提高等,也包括对护理过程的评价,如是否按照系统评价更改原有的护理临床指南、是否形成新的护理常规等。根据证据应用的具体情况,可采用自我评价、本单位评价和外单位评价等方式,效果评价的反馈有助于提高护理研究质量。

第二节　临床护理决策

一、临床护理决策概述

（一）临床护理决策的概念

临床护理决策是指在临床护理实践过程中,护理人员结合理论知识和实践经验对患者的护理做出专业决策的复杂过程。这种专业决策可以针对患者个体,也可以针对患者群体。

（二）临床护理决策的类型

1. 确定型　指在已经确定事件结局的情况下护理人员所做出的决策。在这种情况下,护理人员只需通过分析各种方案的最终得失做出选择。

2. 风险型　指在尚不能确定事件发生的结局,但可以估计其概率的情况下做出的临床护理决策。风险型临床护理决策有 3 个基本条件:①存在两种以上的结局;②可以估计自然状态下事件的概率;③可以计算不同结局的收益和损失。

3. 不确定型　指在不能确定事件发生的结局,也不能确定相关事件的概率的情况下护理人员所做出的决策。

（三）临床护理决策的影响因素

1. 个体因素

（1）价值观:在决策过程中,备择方案的产生和最终方案的选定均会受到个体价值体系的影响。因此,在临床实践中,护理人员应注意控制自身价值观对临床决策的影响,否则很难进行评判性思考和做出客观的决策。

（2）知识和经验:护理人员的知识深度和广度、既往经验均影响评判性思维和临床决策能力。护理人员知识面越广,做出有效临床决策的基础就越坚实。个体的决策经验越丰富、个人背景越宽广,就能提出越多的备择方案。但是当护理人员的个人经验和目前的情景存在差异时,既往经验也会成为阻碍因素。

（3）个人喜好和风险倾向:在护理实践中,个人喜好和风险倾向会潜移默化地影响临床决策。决策中涉及的个人风险和代价包括物质风险、经济风险、情感风险,以及时间、精力的付出等,护士应注意不能根据自己的偏好和风险倾向进行临床决策。

（4）个性特征:许多个性特征,如自信、独立、公正等都会影响临床决策过程。

2. 环境因素　围绕临床决策任务的许多环境因素会对决策的过程和效果产生影响。这些环境因素可分为物理环境因素和社会环境因素。物理环境因素包括病房环境、温度、湿度等,社会环境因素包括机构政策、护理专业规范、人际关系、可利用资源、任职水平以及他人的情绪状态等。

3. 情境因素

（1）与护士有关的因素:在决策过程中,护士的自身状态和对相关信息的把握程度均会影响临床护理决策。如一定程度的压力及低水平的焦虑能促进护理人员积极准备,做出合理的临床决策。但是过度的焦虑会降低个体的思维能力而影响决策的质量。

（2）与决策本身有关的因素:临床护理决策涉及很多因素,包括患者的症状、体征、行为、心理等。这些因素及因素的变化具有不确定性,同时各因素之间相互影响和干扰,均可影响决策的复杂程度。

（3）决策时间的限制:护理工作的性质决定了护理人员必须具备快速做出决策的能力。然而如果时间限制太紧,可能会匆忙做出尚不满意的决策。因此,在特殊岗位(如急诊科、ICU)工作的护士,更需要培养快速决策的能力。

二、临床护理决策策略

（一）临床护理决策的步骤

临床护理决策过程要求有缜密的推理，以做出有利于患者康复的最佳决策。主要包括以下步骤：

1. 明确问题　明确问题是合理决策、正确解决问题的前提。在进行临床护理决策时，护理人员应密切观察患者病情，有效地和患者沟通，广泛地运用相关资源获得足够的信息，对患者的问题进行评判性分析，进而明确患者所面临的问题。

2. 确定目标　在临床护理决策时，问题一旦确定，就应确定所要达到的目标。目标应具有针对性和可行性，并充分考虑达到目标的具体评价标准。决策者根据具体临床情景对决策目标的重要性进行排序，建立优先等级，首先注重最重要的目标以获得主要的结果。

3. 选择方案　选择方案是临床护理决策的核心环节。护理人员进行临床护理决策时，在选择最佳方案之前，应该充分收集信息及有用证据，寻找各种可能的解决方案并对这些方案进行正确评估。

（1）寻找备择方案：护理人员根据决策目标，运用评判性思维寻求所有可能的方案作为备择方案。在护理临床实践过程中，这些备择方案可来自护理干预或患者护理决策等。

（2）评估备择方案：护理人员根据客观原则对各种备择方案进行评估、分析，在此过程中护理人员应注意调动患者的积极性，与患者充分合作，权衡备择方案，共同选择、检验、评价各种方案。此外，还应对每一备择方案可能产生的积极或消极作用进行预测。

（3）做出选择：对各种备择方案评估后，采用一定的方法选择最佳方案。如可采用列表法，将备择方案进行排列做出选择。

4. 实施方案　在实施方案阶段，护理人员需要根据解决问题的最佳方案制订相应的详细计划来执行该决策。在此过程中，护理人员应注意制订相应的计划，预防、减少或克服在实施方案过程中可能出现的问题。

5. 评价反馈　在方案实施过程中或实施后，护理人员运用评判性思维对所运用的策略进行评价，对策略积极和消极的结果进行检查，确定其效果及达到预期目标的程度。临床护理工作具有重复性特点，及时反思、评价、总结和反馈有利于临床护理决策能力的提高。

📋 案例分析

案例：某医院内科病房张护士在晚间值班时发现患者熄灯 3h 后仍在床上翻来覆去睡不着，如何提出解决问题的具体方案？

分析：

1. 明确问题　密切关注患者病情并与其沟通，以确定影响患者睡眠的原因，如生理、心理、环境、药物等。分析得出主要原因：晚上利尿药的使用导致频繁如厕。

2. 确定目标　①能叙述妨碍睡眠的原因、促进睡眠的方法；②主诉休息充足，表现为休息后精神面貌较好。

3. 寻求备择方案并作出决定　①寻求备择方案：遵医嘱给予镇静催眠药；调整利尿剂服用时间；指导患者放松；指导患者听音乐等。②评估备择方案：评估各种备择方案的可行性与潜在效果，判断各种方案对患者的利弊。③做出选择：调整利尿药服用时间。

4. 实施方案　调整利尿剂服用时间，20：00 改为 16：00。

5. 评价反馈　患者夜间如厕次数减少，睡眠充足，晨起精神状态较好。

（二）临床护理决策能力的发展

1. 发展护理评判性思维能力　护理人员评判性思维能力的提高是临床决策能力发展的前提，培养护士评判性思维能力，对提高护理质量具有重要意义。具体可采用以下策略：

（1）创造氛围：护理评判性思维是一种自主性思维，需要自由、民主和开放的氛围。在此环境下，护理人员敢于质疑他人的观点或"权威"的说法，可以自由表达自己的观点，避免盲目服从群体意见，促使护理人员在做出结论前检验证据。

（2）自我评估：护理人员要评估自身评判性思维能力的水平，经常反思自己是否具备护理评判性思维的情感态度和认知技能，明确自己已具备哪些态度和技能，哪些还需要继续培养发展。

（3）善用方法：发展护理评判性思维能力的方法有实践反思法、概念图法、苏格拉底询问法、评判性思维问题法等，其中最常用的是9个评判性思维问题：①期望达到的主要目标是什么；②为达到主要预期目标应解决哪些问题；③问题发生在什么样的环境下；④需要具备哪些知识；⑤允许误差的空间有多大；⑥决策的时间有多少；⑦可利用的资源有哪些；⑧必须考虑哪些人的意见；⑨影响思维的因素有哪些。思考这些问题有助于护理人员在不同临床情境下运用评判性思维做出合理、有效的临床决策。

2. 发展护理循证思维能力　循证护理是临床护理决策过程中常用的方法。循证护理针对护理实践的整个过程，注重连续性、动态性及终末质量评价，并且能相对节省卫生资源和经费，具有较强的实用性。循证思维使临床护理决策能够依据科学研究的结果，而不是护理人员个人经验，因此提高了临床护理决策的有效性。循证护理的实施有助于确保优质的医疗护理质量，促进我国卫生事业的发展。

3. 加强护理程序的运用　在临床护理决策过程中，要提高护理人员运用护理程序的能力和技巧，如在护理评估的过程中，注意形成系统的评估方法，提高评估效率。在对相关问题不了解的情况下，不要盲目行动，应注意相关知识的积累，了解健康问题的症状、体征、常见原因及处理方式。

4. 发展临床护理决策的其他策略　如熟悉相关政策、法规和标准；掌握常用护理技术；注重终身学习，提高决策能力等。

（杨　娟）

？　复习思考题

1. 刘护士，女性，21岁，刚从学校毕业参加工作。她工作认真，在对患者进行护理时，严格按照学校所学的操作规范和流程进行。请问：刘护士处于护理评判性思维的哪个层次？她应该如何提高自己的护理评判性思维能力？

2. 何为护理循证思维？护理循证思维包括哪些基本要素？

3. 临床护理决策的步骤有哪些？

ER-10-3

扫一扫，测一测

第十一章　护士核心能力与职业发展规划

　　1. **掌握**　护士核心能力的特征、要求、评价原则及方法,职业发展规划基本要素、原则及步骤。

　　2. **熟悉**　影响护士核心能力发展的因素,护士职业生涯发展。

　　3. **了解**　影响护士核心能力发展的因素及护士职业的就业现状与机遇。

　　核心能力(core competence)也指关键能力、核心竞争力、核心胜任力。20世纪90年代由美国学者普拉哈拉德(C.K.Prahalad)和英国学者哈默尔(G.Hamel)首次提出。21世纪初核心能力被引用到护理专业领域,这对护理学科内涵建设、护理专业发展及护士能力提升与培养起到较大的促进作用。护士拥有与专业相匹配的核心能力是提升医院护理质量的根本,现今临床医院在选人、用人、招聘人才、绩效与薪资待遇管理等过程中越来越重视这种能力。

第一节　护士核心能力

一、护士核心能力概述

(一)相关概念

1. 职业核心能力　是在人们工作和生活中除专业岗位能力之外取得成功所必需的基本能力,它可以让人自信和成功地展示自己并根据具体情况进行选择和应用。

2. 护士核心能力　在21世纪初,核心能力这个概念被引入我国护理专业领域并得到了广泛应用,但究竟什么是护士核心能力,至今尚未形成统一、规范且被广泛认可的定义。目前我国关于护士核心能力的研究在相关概念的使用和内涵的界定上存在诸多不一致的地方。

　　国内大多数学者认为,护士核心能力是从事临床工作必须具备的综合能力,它是护士知识、技能和特质的综合反映,是护理教育应着重培养的、护理人员必须具备的工作能力,护士获得这种能力的过程,是一种不断学习知识、技能的过程,是一个不断积累的过程,同时还依靠临床实践中培养并通过临床实践不断提升能力。多项调查表明,核心能力强的护理人员更能胜任本职工作,且个体的这种能力资源往往具有他人不可替代性。

中国护士的核心能力

　　我国教育部与卫生部办公厅于2003年12月联合颁布关于的《三年制高等职业教育护理专业领域技能型紧缺人才培养指导方案》中首次提出中国护士的核心能力。方案对护士职业的岗位能力进行了战略分析，明确提出护士应具备的一般能力（基本能力）为沟通交流的能力、健康评估的能力、进行健康教育和卫生保健指导的能力、一定的英语应用能力和较熟练的计算机基本操作能力；护士职业的核心能力为掌握规范的护理基本操作技术，对护理对象实施整体护理的能力；对常见病、多发病病情和用药反应的观察能力；对急危重症患者进行应急处理和配合抢救的能力；具备社区护理、老年护理等专业方向的护理能力。

（二）护士核心能力的特征

1. 独特性 护士核心能力的获得需要经过专业教育与培训，经过长期努力和积累，是与其他专业人员相区别、独一无二且不可替代的。护士的核心能力因其专科所需体现为不同侧重点和不同特性，最终达到确保护理服务质量和患者安全的目标。

2. 动态性 护士核心能力具有动态性，不是一成不变的。随着医学模式的转变、社会对护理服务要求越来越高、医院的功能及规模不断扩大，需要护理人员在成长过程中不断地学习和积累，以培养最佳核心能力，为专业发展带来持续的竞争优势。

3. 综合性 护理工作既是高科技、高技术含量的知识密集型行业，又是最具人性、最富人情的工作。护理学定义为医药卫生领域中一门综合性应用学科，集专业知识、技术、人文理念等为一体。护士核心能力应满足专业要求且具有综合性。

4. 可评价性 护士核心能力最重要的一点就是可持续发展和可评价性。可评价性是核心能力的一个特性，以促进护士不断掌握与更新知识、技能来满足高质量护理需求。

5. 价值性 护士核心能力对医院的医疗护理质量提升起着不可替代的作用，个人的高核心能力可为患者提供更安全、有效的服务，这种优质护理服务提升了患者满意度，提高了社会效益，另外拥有较高核心能力的医护人员越多，医院的竞争力也越具优势。

二、护士核心能力相关要求

（一）新晋护士需要培养的职业能力

1. 人际沟通能力 由于缺乏经验或感到能力不足，新入岗的护士往往很难与医疗团队的其他成员、患者及其家属进行有效的沟通交流。然而有效地沟通对于护理工作是至关重要的。

2. 临床实践能力 实践可以提高解决问题的能力和效率，所谓熟能生巧，只有通过不断练习，才能有效提高专业技能，新晋护士应努力打好各种基础，掌握操作的每一个流程。

3. 临床管理能力 新晋护士们常常缺乏管理技能，但在正式进入临床岗位后，护士面临多种任务，如管理患者、管理实习生等。因此有序地管理十分重要。

4. 团队合作能力 新晋护士在临床工作中应学习如何与他人协作完成任务，临床岗位上，不同的工作有不同的分工，护士们应常思考"谁比我更适合完成这个工作"，将任务合理分配，以提高工作效率。

5. 工作计划能力 在现实临床工作中，护理优先次序的安排不合理，可能会导致很严重的后果。护士们应为每日的护理工作制订计划，并运用批判性思维进行合理安排，以保障护理工作有序、高效、安全地施行。

6. 临床决策能力 护理临床决策能力作为护士临床综合技能的重要组成部分，可以确保其科学、有效地施行护理干预，进而提高临床护理质量。做出正确、合理并且符合患者利益的决策是护士在临床实践过程中必备的能力。新晋护士往往缺乏对紧急状况快速做出正确决策的能力。

7. 情绪管理能力 护士在工作中难免会面对工作、家庭、情感、经济、心理等方面压力，从而产生恼怒、焦虑、惧怕、哀伤、涣散等情绪。护士应学会体察自己的情绪,适当表达自己的情绪并以适宜的方式纾解情绪,以提高情绪管理能力。

(二)中国护理人员分级与核心能力

护理管理者如何让护士核心能力与护理职业发展有机地结合,解决职业岗位与能力相匹配问题,让拥有较高护士核心能力的人才留在一线关键工作岗位上,是新时期医疗机构要面对和解决的问题。

1. 能级进阶模式　能级进阶模式是针对临床护士的一种系统性专业能力培养与评价制度,旨在通过核心能力、岗位胜任力而非按年资、职称、学历来评价和使用护士。它是管理者按护士的不同能级来定岗、定级、定责、定薪的一种新型护理管理模式。

2. 临床护理人员层次分级　基于护士学历、从业年限、能力等划分,通过专家组考核、评审后划分,从N0到N4(图11-1)。

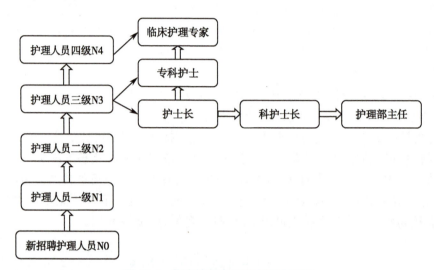

图11-1　临床护理人员层次进阶层级

3. 临床护理人员晋升条件

(1)N0:中专及以上学历,通过全国护士执业资格考试,参加工作未满一年的护理人员;具有主动学习意识,主动学习护理专业知识;具有护理专业热情和良好的慎独、奉献精神,工作认真负责。

(2)从N0到N1能力晋升:中专及以上学历,工作满1年,具有一定的专科领域护理知识和技能、一定的风险评估及防范能力。

(3)从N1到N2能力晋升:具备N1资质,通过护师资格考试,中专毕业至少临床工作达5年、大专3年、本科1年。具有较强的专科领域护理知识和技能,能独立评估和护理重症患者。

(4)从N2到N3能力晋升:具备N2资格,通过主管护师资格考试,中专毕业临床工作达15年以上、大专7年以上(取得护师5年后可申报),本科毕业5年(取得护师4年后可申报),硕士毕业3年(取得护师2年后可申报),具有扎实的专科领域护理知识和技能、能发现和解决本专科领域患者个体和群体的护理问题,具有一定科研能力。获得N3能力后可晋升中级职称。

(5)从N3到N4能力晋升:具备N3资格,通过全国副主任、主任护师资格考试,这一层次的进阶主要对本科毕业10年以上的注册护士,或其学历为硕士、博士,具备领导和科研方面核心才能。获得N4能力后可晋升高级职称。

勇 于 担 当

　　当发生严重威胁公众健康和生命的自然灾害、突发公共卫生事件时,护士应以履行保护生命、维护公众健康为己任,勇敢担当,积极参加救护。这是护理职业赋予护士的社会责任。

　　戴季陶先生写过这样一副对联:医病医身医心,救人救国救世。这充分体现了医者的担当精神。无论是在日常的医疗护理工作中,还是在重大传染病威胁的关键时刻,许许多多护士都敢于迎难而上,挺身而出,勇于"亮剑"。他们战斗在救治伤员的第一线,表现出护士的血性、担当和大无畏的牺牲精神,被誉为"时代最美逆行者",受到社会大众的高度赞扬。

三、护士核心能力评价

(一)护士核心能力的评价原则

　　1. 客观性　客观地评价一个护士的核心能力是用人单位最重要的评价原则。不论是选人、用人还是人才招聘,护士拥有较强的核心能力对医院今后发展、护理队伍素质提升和医疗护理质量持续性品质改善都有很大促进作用。

　　2. 科学性　指用反映客观规律的知识体系来评价护士核心能力,也指符合科学的评价。护士核心能力评价要紧紧围绕护理活动实践,遵循科学、合理的原则,并选择恰当的评价方法。

　　3. 系统性　护士的核心能力评价可根据制度、资源条件、经济发展状况、教育水平和民族传统等,设定相对合理的系统评价模式、评价项目、评价标准。

　　4. 可行性　指从护理实践出发,选择能达到目标的方法来评价。可行性评价本身具有预见性、公正性、可靠性、科学性的特点。

　　5. 成本效益　各种评价方法均须符合成本效益原则。只有在保证质量前提下考虑成本效益才合适,如不注重岗位分析与合理人员编配,单纯考虑用人个体费用就可能出现偏差。

(二)护士核心能力考核评价的分类与方法

　　1. 按照评价主体的分类与方法

　　(1)自我评价:是护士按照职业要求对自己综合实力做一个评价。通过评价找差距,能激励护士之间比、学、赶、超,提升自身素质与能力。

　　(2)他人评价:是医疗机构最常用的评价方法,包括同行评价、上级检查评价、第三方评价和集体评价等。

　　2. 按照评价形式的分类与方法

　　(1)笔试:是最传统、客观和使用最广泛的考试方法,易于操作,尤其适合理论考试。能较全面、公正地检测一个人的专业知识情况,如国家护士执业资格考试、卫生系列高级职称考试等。

　　(2)面试:不仅对护士仪表素质一目了然,还对其心理素质、相关知识掌握情况、语言表达能力、应变能力及组织能力都有观察,能够比较全面地考评护士。优点是易于组织与操作,缺点是有可能只片面考查到受试者能力,且较易受主考官主观影响,也容易让受试者担心其公平性,面试最好与笔试等方法相结合。

　　(3)观察法:由护理专家、护理管理者在工作环境中实地观察护士各项工作的实施,从而评价护士的能力。

　　(4)个案考核法:通过临床典型个案来考察护理人员的专业知识、研究能力、分析解决问题等综合能力。此种考核法有利于促进护理学科发展和护士科研能力培养。

　　(5)360°考核法:常以问卷形式尽可能将被考核主体的所有相关评价联系起来,将不同主体的评价结果进行综合,从而得出被考核者的全方位绩效。所以临床上360°考核法常用于护理人员的绩效考核。此类考核法工作量较大、成本较高。

（6）客观结构化临床考试：是通过模拟临床场景来直接考核受试者临床实践能力,有效避免和减少了主观性评判,虽然占用时间长,但评价客观、针对性强。

（三）评价量表的研究类型

目前评价护士核心能力的量表分为两大类:一类是全科护士核心能力的评价量表,如刘明等人编制的注册护士核心能力测评量表,共7个维度,58个条目。另一类是专科护士核心能力的评价量表,国内仅有成守珍等参照ICU护士工作与培训要求,设计、修订了ICU护士专业能力调查表,共4个维度,72个条目。以上两类测评量表,均具有较好的信度和效度。护理管理者和教育者应能综合利用各种评价方法,尽可能客观、公正、全方位地考察护士的核心能力。

四、影响护士核心能力发展的因素

（一）个人因素

主要包括个人对护士核心能力的理解、态度与信念、社会地位、知识与技能的掌握程度等。调查研究显示新晋护士常会遇到诸如心理应对及社会适应不良、护理技术操作不娴熟、经验不足、理论知识与实践相脱节、缺乏专业知识及沟通能力、专业内涵及角色认识不够、缺乏人格魅力等问题,这些均是影响护士核心能力发展的重要个人因素。

（二）环境因素

主要包括日常学习、工作、生活环境（包括硬环境和软环境）、社交网络及人际关系、对环境中资源的获取与利用情况等。研究显示,和谐的工作环境、健康的人际关系、充分的社会支持以及对资源的有效摄取和利用等均有利于护士核心能力发展。其中,能否获得来自良师益友的适宜引导和帮助对于护士核心能力发展而言尤为重要。

（三）社会因素

1. 社会认知　社会群体长久以来形成的对某一事物、情境或角色的观念、看法以及是否给予支持也将影响着人们的能力发展。例如目前社会对护理工作仍然存在一定程度的偏见,认为护理工作技术含量不高,护士在临床工作中存在解释不耐心、服务不到位等问题。

2. 患者认知　随着社会的进步以及患者角色的转变、维权意识的增强,患者对护士往往持有怀疑和不信任的态度,这些可能会负性影响甚至阻碍护士的核心能力发展。

随着高等护理教育的发展、护士素质的整体提升、服务品质的持续改善,相信社会群体对护士职业群体将给予更积极的关注与认同,而这些也将会正向影响护士的核心能力发展。

五、提高护士核心能力的意义

随着护理专业的发展、护理功能的扩展以及护理人员素质教育的推广,护士的能力越来越受到重视。护士的核心能力在护理人员个人及护理专业发展中具有重要的地位。

1. 促进护理事业的进步与发展　优化护理人员的能力结构,提高和保证护理人员的能力及素质,使护士能够在变化的环境中重新获得新的职业知识和技能,为护理人员能力及整体素质的进一步提高提供一个良好的基础与平台,增强护理人员的社会适应能力、竞争力以及自我成就感,促进护理事业的进步与发展。

2. 医疗行业生存和发展的需要　护士的核心能力应保持持续性和适用性,保证行业稳定、健康发展。从这个意义上讲,管理者必须不断研究环境变化带来的影响,不断给护士的核心能力注入新鲜血液,使医疗行业始终处于领先地位。

第二节　护理职业发展规划

一、职业发展规划

（一）相关概念

1. 职业生涯　指一个人在其一生中所承担工作的相继历程，是个体获得职业能力，培养职业兴趣，进行职业选择，就职，到最后退出职业劳动的完整职业发展过程。

2. 职业发展规划　也称职业生涯规划，指个人和组织相结合，在对个人职业生涯的主、客观条件进行分析、总结、研究的基础上，对个人的兴趣、爱好、能力、特长、经历及不足等各方面进行综合分析与权衡，结合时代特点，根据个人的职业倾向，确定最佳的职业奋斗目标，并为实现这一目标做出行之有效的安排。

（二）职业发展规划的基本要素

1. 个人条件　职业发展规划是对自己未来的设计。一个科学、合理的职业发展规划，必须对自己各个方面有正确、清晰的认识，包括兴趣、性格、能力、价值观、学识、技能、特长、专业、证书、身体条件、优势、劣势等。

2. 环境因素　合理的职业发展规划可以帮助个人了解影响发展的各种因素，认识可利用的各种资源。分析内、外环境因素对自己职业发展的影响，包括社会环境、组织环境、经济环境。家庭条件、所在地区社会经济发展状况、就业环境、职业/行业发展前景及变化趋势等因素都会对护士的职业发展产生正面或负面的影响。

3. 目标定位　定位准确的职业目标可达到"精诚所至，金石为开"的功效。法国著名作家蒙田曾说："灵魂若找不到确定目标，就会迷失。"护士在对个人目标进行定位时，应充分了解自我和分析外部环境，正确把握设定目标的依据，达到目标的途径，所需要的能力、培训及教育，可能得到的资源和遇到的阻力，分析达成预定目标的概率，适时对预设目标进行必要的修正。

（三）职业发展规划的基本原则

1. 可行性　规划要有事实依据，注重对主客观因素的全面分析，要切合实际，并非美好幻想或不着边的梦想，否则将会延误生涯良机。

2. 适时性　规划是确定将来的目标，预测未来的行动，各项主要活动何时实施、何时完成，都应有时间和顺序上的妥善安排，以作为检查行动的依据。

3. 适应性　规划未来的职业发展目标牵涉到多种可变因素，因此规划应有弹性以增加其适应性。

4. 持续性　规划要考虑到职业生涯发展的整个历程，人生每个发展阶段应能持续、连贯性衔接。

二、护士职业生涯规划

课堂互动

李护士，女性，22岁，专科学历，某乡镇卫生院工作4年，有一定的专科领域护理知识和技能，能独立评估和护理患者，具有较好的沟通能力，有良好的学习态度，主动学习护理相关法律法规和规章制度，具有一定的风险评估及防范能力。

你认为李护士是否需要制订职业生涯规划？如果需要，请为李护士制订职业生涯规划。

（一）护士职业生涯规划的概念

也称护士职业发展规划,指护士个人发展与医疗机构发展相结合,在对护士职业生涯的主、客观条件进行分析、总结、研究的基础上,对护士个人的兴趣、爱好、能力、特长、经历及不足等各方面进行综合分析与权衡,确定护士的事业奋斗目标,并为实现这一目标做出行之有效的安排。

（二）护士职业的就业现状与机遇

1. 护理专业就业现状　当代护士的就业环境随着社会和经济的持续发展、人们生活水平的不断提高以及 WHO 对健康的重新定义不断变化,人们在重视身心健康的同时,对疾病的预防和自我保健意识不断增强。一方面,日益增长的社会需求为护理专业的毕业生提供了广阔的就业空间,因而护生的就业前景相对乐观;另一方面,虽然现阶段我国护理人力资源需求很大,但是随着高等教育的迅猛发展和就业市场格局的变化,我国整体对护理人力的大量需求与局部地区相对饱和的现象并存,很多护生选择在大城市、大医院就业,而很少选择基层医院、社区医疗服务机构、养老机构。因此,护理人员的就业面窄也是我国护生就业面临的一大问题。

2. 护士职业就业机遇　"十四五"时期全面推进健康中国建设对护理事业发展提出了新要求:进一步加强护士队伍建设,丰富护理服务内涵与外延,提升护理管理水平,推动护理高质量发展,为人民提供全方位、全周期健康服务。随着护理内涵与外延进一步丰富和拓展,从事老年护理、儿科护理、中医护理、社区护理、传染病护理、居家护理、安宁疗护等护士供给不足,为护理这一行业提供了更多的就业机会。

（三）护士职业生涯规划的基本步骤

1. 确立志向　立志为护理事业和人类健康做出自己的贡献是护士职业生涯规划的关键。护士在制订职业生涯规划时,首先要确立志向。

2. 自我评估　自我评估是对自己做全面分析,通过自我分析认识和了解自己。将个人能力同预期岗位及用人单位期望一一对应:剖析自我喜好,考虑最能胜任的工作领域;考虑自身身体素质及个性特征是否符合目标职业,如自身体质或倾向的工作情境(如独立工作或团队工作,重复性工作任务或动态变化性工作任务等);考虑预期工作的稳定性。只有正确认识自己,才能选定适合自己的发展领域,对自己的发展目标做出最佳选择。

3. 机会评估　在自我评估之后,罗列出所有有意向的护理职业,思考每种类型就业机会的可能性,该就业机会对个人学历及能力有何要求。分析环境条件的特点、环境的变化情况、自己与环境的关系、自己在环境中的地位、环境对自己提出的要求以及个人有利条件与不利条件等,使职业生涯规划更具实际意义。

4. 确定领域　明确从事护士职业后,可根据实际情况,在一定范围内依据自己的性格、兴趣、特长,结合岗位需求,选择自己的发展领域。可在临床护理、老年护理、中医护理、社区护理、居家护理、安宁疗护及职业健康等多个领域加以选择。

5. 设定目标　职业生涯目标的设定是职业生涯规划的核心。发展目标的设定是继职业和发展领域选择后对人生目标的抉择,其抉择要以自己的最佳才能、性格、兴趣、环境等条件为依据,设立切合实际的、与自身情况和职业发展相适应的短期、中期和长期职业目标。

6. 制订计划　确定发展目标后,需要制订相应的行动方案来实现职业生涯目标。主要包括工作、培训、轮岗、继续教育等方面的具体措施。

7. 评估调整　在个人职业生涯规划实施过程中,要学会发现、分析问题,自觉总结经验和吸取教训,不断对其进行评估与修订。修订的内容包括职业的重新选择、发展领域的选择、目标的修正、实施措施与计划的变更等。保证整体职业生涯规划行之有效并增强实现个人职业目标的信心。

（四）护士职业生涯发展

1. 学历的发展　目前我国已形成从中专到博士完整的护理学历教育体系。护理专业的学生可根据自身情况,选择就业前继续学习提升学历,直到达到自己满意的学历层次;也可以选择就业后,在执业过程中逐步提升学历。前者可通过护理院校全脱产的正规教育实现学历的提升;后者则可通过半脱产或在职参加开放大学、网络教育、自学考试、函授教育、院校在职学历教育等多种形式实现学历层次的提升。

2. 专业工作领域的发展　随着我国人口老龄化进程、疾病谱的改变以及人民群众对卫生服务需求的不断提高,护理服务范畴和工作领域也日益丰富和拓展,主要包括:

（1）临床护理,主要在省、市、区、县等各级、各类医院从事护理工作。

（2）社区护理,主要在社区卫生服务中心、长期护理机构等从事护理工作。

（3）护理教育,主要在中、高等医学院校从事护理教育工作。

（4）其他各类需要护理专业背景的行业领域,例如医药公司、养老机构、产后恢复、月子中心等相关企事业单位。

3. 专业技术职称的发展　专业技术职称是指经国务院人事主管部门授权的部门、行业或中央企业、省级专业技术职称评审机构评审的系列专业技术职称。护理人员在不同的工作领域其专业技术职称有所不同。例如临床、社区护理领域的专业技术职称发展层次从低到高依次为初级:护师;中级:主管护师;高级:副主任护师、主任护师。护理教育领域中,中等专业学校的专业技术职称发展层次从低到高依次为初级:助理讲师;中级:讲师;高级:高级讲师。高等院校的专业技术职称发展层次从低到高依次为初级:助教;中级:讲师;高级:副教授、教授。

4. 专业职务的发展　职务指人们在某一职位上所应完成的工作任务和所应具备的任职资格。护理人员依据其工作性质和岗位的不同,有不同的专业职务发展方向。从护理管理岗位的路径发展,其职务发展层次从低到高依次为护士长、科护士长、护理部副主任、护理部主任等;从护理技术岗位路径发展,其职务发展层次从低到高依次为护士、专科护士、临床护理专家等。

附11-1　护生职业生涯规划范例

梦想在这里启程扬帆

1. 前言

让我的职业规划从一个小小的寓言故事开始。

话说在唐太宗贞观年间,长安城西的一家磨坊里,有一匹马和一头驴子。它们是好朋友,马在外面拉东西,驴子在屋里推磨。贞观三年,这匹马被玄奘大师选中,出发经西域前往印度取经。

17年后,这匹马驮着佛经回到长安。它重回磨坊会见驴子朋友。老马谈起这次旅途的经历:浩瀚无边的沙漠,高入云霄的山岭,等等。那些神话般的境界,使驴子听了大为惊异。驴子惊叹道:"那么遥远的道路,我连想都不敢想。""其实,"老马说,"我们跨过的距离大体相等,当我向西域前进的时候,你一步也没停止。不同的是,我同玄奘大师有一个遥远的目标,并按始终如一的方向前进,所以我们打开了一个广阔的世界。而你被蒙住了眼睛,一生围着磨盘打转,所以永远也走不出这个狭隘的天地。"

这虽只是一个小小的寓言故事,但我们从中却能看到一些生活的本质。驴和马在付出相同劳力的情况下,为什么取得的成绩却相差甚远。更多的是因为马对自己的一生有一个很好的规划,而且确定了一个远大又切实际的目标。而驴子则恰恰相反,一直在一条错误的路上走下去,庸碌一生。或许对于没有目标的人来说,岁月的流逝只意味着年龄的增长,平庸的他们只能日复一日地重复自己。而我,作为一名大二的学生,如果不甘失败与平庸,我的规划应该即日启程。

2. 我的基本信息

姓名：小江

性别：女

民族：汉族

出生年月：2003 年 7 月 30 日

籍贯：某省某市

所在学校：某学校护理学院

人生格言：山高人为峰，路远不过脚。

3. 确定志向

为护理事业和人类健康做出自己的贡献。

4. 自我评估

（1）自我剖析

性格：踏实、认真，有爱心、有耐心，有恒心，勇于实践、勇于探索。

兴趣：书法、绘画、手工、运动、阅读。

学业情况：现就读于某学校护理专业，学习刻苦努力，成绩优秀，已取得英语、计算机以及老年照护职业技能等级证书（初级）。积极参加各项实践活动并屡获佳绩。

能力素质：参加学校组织的解剖绘画竞赛、南丁格尔知识趣味赛、5·12 演讲比赛、书法大赛等，并多次获奖。参与学院实验管理员志愿者团队工作 1 年，有一定的管理经验。

（2）他人评价

他人评价表

人物	注释	评价
父母	最熟悉、最懂我的人	孝敬父母、能吃苦耐劳
姐姐	我的榜样	体贴、喜欢思考
老师	教育我成长的人	集体荣誉感强、有一定的组织管理能力
同学	见证我成长的人	团结同学、善于沟通、做事认真细致
朋友	分享悲与欢的人	诚实可靠、有上进心

5. 机会评估

（1）护理专业就业环境分析

我就读的专业是护理专业。日益增长的社会需求为护理专业的毕业生提供了广阔的就业空间，随着护理内涵与外延进一步丰富和拓展，从事老年护理、儿科护理、中医护理、社区护理、传染病护理、居家护理、安宁疗护等护士供给不足，为护理这一行业提供了更多的就业机会。护理专业的毕业生主要在临床护理、社区护理、护理教育、其他各类需要护理专业背景的行业领域（例如医药公司、养老机构、产后恢复、月子中心等相关企事业单位）工作。尽管目前专业就业环境前景较好，但社会竞争也愈演愈烈。并且我们缺乏丰富的从业经验，就业有一定的压力。

（2）目标职业环境分析

到 2025 年，全国护士总数达到 550 万人，较 2020 年增幅达 17%。每千人口注册护士数达到 3.8，全国医护比提高到 1:1.2。当代护士的就业环境随着社会和经济的持续发展、人们生活水平的不断提高以及 WHO 对健康的重新定义而不断发展，人们在重视身心健康的同时，对疾病的预防和自我保健意识不断增强。这就要求护士具备核心能力才能为人民提供全方位全周期健康服务。

（3）其他环境因素分析

1）学校环境：学校始建于 1965 年，是一所成立时间较早、具有深厚中医药文化底蕴的医学院校。学校是"双高"建设培育单位,某省护理专业认证结果为五星 A 级排名第一,在省内享有一定的知名度,在全市范围内的护理人员 62% 以上为我校毕业生。

2)家庭环境:生长在某省某市的普通家庭中,家庭经济条件较好,可以为我今后的学习提供物质上的帮助。

3)竞争对手:省内外及周边地区各高校护理专业的博士、硕士、本科、专科学历往届毕业生。

6. 确定领域

临床护理领域。

7. 职业目标(设定目标)

根据我确定的临床护理领域,设定了大二、实习期、工作 1 年、5 年、10 年、20 年的短期、中期、长期职业目标。具体目标见计划。

8. 制订计划

职业目标实现计划表

时间	职业生涯目标	实施措施
2023.03—2023.06(大二下学期)	获国家级奖学金、省级护理技能赛一等奖	(1)围绕品德发展主线,认真学习专业知识 (2)按照国赛标准规范护理技能操作
2023.06—2024.06(实习期)	获省级优秀毕业生称号,通过全国护士执业资格考试	(1)用饱满的精神和热情的态度投入工作 (2)遵章守纪 (3)按照实习生手册,在带教老师指导下高质量完成实习任务 (4)工作业余时间,按照全国护士执业资格考试指导有计划地复习
2024.07—2025.07(工作 1 年)	具有一定的专科领域护理知识和技能、较好的沟通能力,到达 N1 层级	(1)坚持学习,主动学习护理相关法律法规和规章制度 (2)培养良好的人际交往能力、临床实践能力、临床管理能力、团队合作能力、工作计划能力、临床决策能力、情绪管理能力 (3)储备专科领域护理知识及技能 (4)培养风险评估及防范能力、慎独、奉献精神,工作认真负责
2025.07—2029.07(工作 5 年)	能独立评估和护理重症患者,成为骨干护士,取得护师资格证,到达 N2 层级,取得本科学历	(1)积累风险评估及防范措施相关知识,积累预防和处理紧急情况的经验 (2)主动参与评估和护理重症患者 (3)协助完成护理实习生的带教任务,积累经验的同时,鞭策自己进一步提高对专科知识的掌握 (4)通过在职学历提升,取得本科学历
2029.07—2034.07(工作 10 年)	具有较强的专科领域护理知识和技能。成为教学、科研、质控等护理骨干。取得主管护师证,到达 N3 层级	(1)扎实专科领域护理知识和技能,发现和解决本专科领域或患者个体和群体的护理问题 (2)参加继续教育学习和外出进修,拓展知识面 (3)积极接受、应用和推广新业务、新技术 (4)尝试不同的临床带教方法,培养实习生的整体护理能力 (5)每年至少在护理专刊发表论文一篇 (6)至少完成两项科研项目
2034.07—2044.07(工作 20 年)	具有领导和科研方面核心才能。通过全国副主任护师资格考试,到达 N4 层级,晋升副主任护师	(1)保持积极、乐观进取的心态,重新评估自我,寻找新的挑战,保持职业新鲜感 (2)定期参加护理管理培训班,在实践中积累管理经验 (3)参加省级、国家级的学术交流活动,发表高质量的论文至少每年一篇 (4)完成有影响的科研项目,获得省级、国家级甚至更高级别的奖励 (5)参加相关教材的编写工作

9. 评估调整

每半年自我检查一次,对比计划与实际执行的差距,并分析产生的原因。实施360°有效评估,除了自我评估之外,请周边的领导、老师、同学、同事共同帮助评估,指出存在的问题,提出改进的意见,弥补自我评价过于主观、片面的不足。对于不可预知或可能发生的变化,进行规划调整,最终实现我护士职业生涯的发展。

10. 结束语

鸿雁高翔,百川汇海,滴水穿石,金石可镂,我们要看到成功者背后默默地努力,而不应只盯着他们耀眼的光芒,在学习、生活中我们要有这种默默耕耘的精神。

我知道,以我现在的状态和能力,离这份规划里的要求还有距离,但我会以此为目标努力地去践行,路漫漫其修远兮,吾将上下而求索。终有一天,我会看见风雨后的彩虹!

（许家萍）

扫一扫,测一测

❓ 复习思考题

1. 什么是护士核心能力?何为护士职业发展规划?
2. 简述新晋护士需要培养的职业能力。
3. 简述护士核心能力的评价原则。
4. 试述护士职业生涯规划的基本步骤。
5. 某省级三甲医院ICU病房决定年薪30万引进该市中心医院一名主任医师,该医生向省三甲医院院长提了一个条件:如同意自己带一名原来ICU做护理工作的同事,且给这名护士不低于自己一半年薪的待遇,就愿意调进该省级医院。省级医院考察这名只有中级职称的护士时,发现她确有过人的本领:5年前上海三甲医院ICU进修半年并获证,后一直在市中心医院ICU工作,不仅熟悉各项操作技术,能很好地配合医生进行病人的抢救工作,还熟练掌握各种仪器的调试、使用、保养维修工作,当ICU仪器出现简单故障时,能及时处理,其熟练程度不亚于一般医生。经考察后,这家省直医院按承诺高薪聘来了这位主任医师和与之搭档的ICU护士。而这名护士也成为本市拿最高工资的护理人员。试用所学专业知识分析,为什么医院愿意花高薪聘用专科护士?

主要参考书目

1. 曹梅娟，王克芳．新编护理学基础[M].4版.北京：人民卫生出版社，2022.

2. 李小妹，冯先琼．护理学导论[M].5版.北京：人民卫生出版社，2022.

3. 成守珍，陈玉英，王路英，等．专科护士在我国的发展及展望[J].中国护理管理，2021，21（5）：649-651.

4. 杨运秀，龙亚香．护理学导论[M].2版.北京：人民卫生出版社，2021.

5. 王新田．循证护理学基础与方法[M].北京：科学出版社，2021.

6. 穆欣，马小琴．护理学导论[M].4版.北京：中国医药科技出版社，2021.

7. 庄一渝，冯金娥，隋伟静．高级临床专科护士的设立与发展[J].中国护理管理，2021，21（9）：1372-1376.

8. 王秀玲．2022全国护士执业资格考试同步习题解析与技巧点拨[M].北京：人民卫生出版社，2021.

9. 张连辉，邓翠珍．基础护理学[M].北京：人民卫生出版社，2019.

10. 李玲，蒙雅萍．护理学基础[M].3版.北京：人民卫生出版社，2019.

11. 张琳琳，王慧玲．护理学导论[M].2版.北京：人民卫生出版社，2019.

12. 朱玉焕，李焱，万娟．职业生涯规划[M].哈尔滨：哈尔滨工业大学出版社，2019.

13. 位汶军，过玉蓉．护理礼仪与人际沟通[M].北京：北京大学医学出版社，2019.

14. 陈香娟，曾晓英．护理学导论[M].3版.北京：人民卫生出版社，2018.

15. 李晓松，章晓幸．护理学导论[M].4版.北京：人民卫生出版社，2018.

16. 姜安丽．护理学导论[M].上海：复旦大学出版社，2015.

17. 李晓松．护理学导论[M].3版.北京：人民卫生出版社，2015.

复习思考题答案要点

模拟试卷

《护理学导论》教学大纲